LES IDÉES DE NÉGATION

DANS LES

ÉTATS HYPOCONDRIAQUES

PAR

Le Dʳ J.-P.-Maxime LOUP

Ancien Externe des Hôpitaux civils de Lyon,
Ancien Interne de l'Asile départemental d'aliénés de Saint-Robert (Isère)
(Concours 1903),
Interne de l'Asile départemental d'aliénés de Bron
(Lauréat du Concours 1903)
et de la Clinique de psychiatrie de l'Université de Lyon.

LYON

A. REY & Cⁱᵉ, IMPRIMEURS-ÉDITEURS DE L'UNIVERSITÉ
4, RUE GENTIL, 4

1906

LES IDÉES DE NÉGATION

DANS LES

ÉTATS HYPOCONDRIAQUES

BIBLIOTHÈQUE

LES IDÉES DE NÉGATION

DANS LES

ÉTATS HYPOCONDRIAQUES

PAR

Le Dr J.-P.-Maxime LOUP

Ancien Externe des Hôpitaux civils de Lyon,
Ancien Interne de l'Asile départemental d'aliénés de Saint-Robert (Isère)
(Concours 1903),
Interne de l'Acile départemental d'aliénés de Bron
(Lauréat du Concours 1903)
et de la Clinique de psychiatrie de l'Université de Lyon.

LYON

A. REY & Cie, IMPRIMEURS DE L'UNIVERSITÉ

4, RUE GENTIL, 4

—

1906

A MES PARENTS

MEIS ET AMICIS

M. L.

A Monsieur le Professeur PIERRET

A Monsieur le Docteur TATY

Chef du Laboratoire de Psychiatrie de l'Université de Lyon.

A Monsieur le Docteur BONNET

Médecin en chef des Asiles de la Seine.

A Monsieur le Docteur Jean LÉPINE

Chef de Clinique des Maladies mentales de l'Université de Lyon.

A mon Président de Thèse

Monsieur le Professeur SOULIER

INTRODUCTION

La question de l'hypocondrie, toute d'actualité, a été étudiée récemment au dernier Congrès des médecins aliénistes et neurologistes de France et des pays de langue française, tenu à Rennes en août 1905, et y a fait l'objet d'un rapport documenté du regretté P. Roy. Ce rapport y fut suivi d'un certain nombre de communications sur le sujet, parmi lesquelles un mémoire de MM. Taty et Chaumier (de Lyon) sur l'*Evolution des états hypocondriaques*.

Ce travail comprenait dix observations du plus haut intérêt, car elles avaient pu être suivies pendant toute l'évolution de la maladie. L'une des conclusions que ces auteurs en avaient tirées était que l'idée de négation n'est pas l'aboutissant fatal du délire hypocondriaque, et, de plus, que, lorsqu'elle apparaît, c'est l'involution sénile ou des tares cérébrales graves qu'il faut en rendre responsables. C'est cette conclusion que nous avons tenté de vérifier. Après une revue générale de l'hypocondrie, après avoir rappelé ce qu'est aujourd'hui l'état hypocondriaque, puis défini ce que sont les idées de négation et le syndrome de Cotard, nous avons essayé de préciser les causes d'apparition de cette complication du délire hypocondriaque.

Nous sommes heureux de témoigner ici la reconnais-
sance que nous devons à tous ceux qui durant le cours
de nos études médicales se sont intéressés à nous, et
nous ont éclairé de leurs leçons, guidé de leurs conseils, et particulièrement M. le professeur Nové-Josse-
rand, M. le professeur Rollet, M. le professeur agrégé
Commandeur, et M. le Dr Chappet, ancien médecin
des hôpitaux, dont nous eûmes l'honneur d'être
externe.

Nous tenons à remercier ensuite M. le Dr Bonnet,
médecin en chef des asiles de la Seine, qui sut faciliter
nos débuts dans l'étude si difficile de la médecine mentale, étude qu'il devait nous être donné de poursuivre
à l'asile de Bron, dans le service de M. le Dr Viallon,
médecin en chef, dont nous emporterons le meilleur
des souvenirs, et plus tard sous les auspices de notre
maître, M. le professeur Pierret, dont le magistral en-
seignement nous a été si précieux.

A M. le Dr Taty, chef du laboratoire de psychiatrie
de l'Université, va notre vive gratitude pour son iné-
puisable bienveillance et pour les conseils qu'il nous a
prodigués, s'efforçant à faciliter notre tâche. Ce sont les
observations que M. le Dr Chaumier et lui nous ont com-
muniquées que nous reproduisons dans notre travail,
avec celles provenant du service de M. le professeur Pierret et la traduction inédite d'une observation
d'Obici.

A M. le professeur agrégé Collet, vont nos remerciements et notre reconnaissant souvenir pour tout
l'intérêt qu'il nous porta ; à M. le Dr Jean Lépine, chef
de clinique des maladies mentales à l'Université, l'as-

surance de nos meilleurs et plus dévoués sentiments
envers le chef de service bienveillant qui ne nous mé-
nagea ni les conseils, ni les encouragements.

M. le professeur Soulier a bien voulu accepter la
présidence de notre thèse : nous le prions d'agréer ici
-a respectueuse expression de nos remerciements.

De tous, enfin, Maîtres de la Faculté ou des hôpitaux, Maîtres de jadis ou d'aujourd'hui, camarades
d'études, compagnons de travail et collègues d'internat,
nous emporterons le sincère, ému et reconnaissant
souvenir.

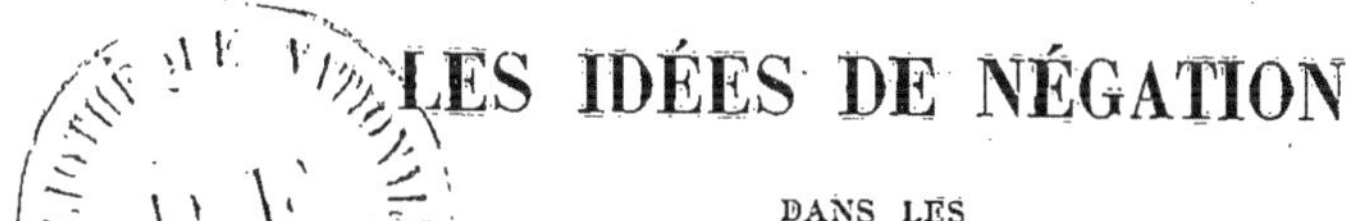

LES IDÉES DE NÉGATION

DANS LES

ÉTATS HYPOCONDRIAQUES

PREMIÈRE PARTIE

LES ÉTATS HYPOCONDRIAQUES

CHAPITRE PREMIER

L'HISTOIRE DE L'HYPOCONDRIE

L'histoire de l'hypocondrie date du jour où le vocable en fut créé, et il le fut par Hippocrate : c'est dire combien l'histoire en est ancienne. C'est dire aussi combien la littérature qui la concerne est abondante et copieuse.

Nous n'essaierons pas ici de retracer en son entier l'histoire de l'hypocondrie : ce serait un travail considérable. Nous nous bornerons simplement à résumer les principales doctrines, à rappeler les vieux auteurs qui ont attaché leur nom à cette étude.

Et, d'abord, on nous permettra de distinguer, dans cette histoire, deux périodes : une première période, allant des origines à l'année 1880, une deuxième période, la période contemporaine, appelée la période neurasthénique par Wollenberg, rapporteur au Congrès des médecins aliénistes de l'Allemagne du Sud-Ouest, en 1905 ; division qui fut adoptée par le regretté P. Roy, dans son savant *Rapport sur l'hypocondrie* au Congrès des médecins aliénistes et neurologistes français de Rennes, en 1905, également.

I. — La première période.

La plus ancienne théorie est la théorie abdominale de Galien, qui avait vu juste : il avait remarqué la coexistence de symptômes abdominaux et de troubles psychiques, et avait considéré ces derniers comme dérivant des lésions viscérales.

Puis, pendant une longue période, on se contenta d'expliquer les divers symptômes de la maladie par l'atrabile, par les vapeurs issues des organes sous-diaphragmatiques et qui allaient de là au cerveau en altérer les esprits animaux. C'étaient tantôt l'estomac, tantôt le foie, tantôt la rate, qui étaient responsables de tant de méfaits.

Stahl attribuait une grosse importance aux troubles de la circulation porte, et à la pléthore abdominale.

Sylvius, Vieussens, Highmore, d'autre part, s'inquiétèrent surtout des troubles de la digestion et des altérations humorales qui pouvaient en résulter, théorie qui fut reprise par Beau, dans son *Traité de la dyspepsie*, et qui devait renaître de nos jours, rénovée par Bouchard, dans ses travaux sur les auto-intoxications.

Cabanis et Bichat, faisant des viscères le siège des

passions, leur conférèrent le premier rôle. Pour Broussais, l'hypocondrie était due à une gastro-entérite agissant sur un cerveau prédisposé.

A côté de ces théories abdominales, on peut ranger une autre opinion, qui place le siège du mal dans le système nerveux ganglionnaire. C'est la théorie de Comparetti, qui la basait sur une autopsie confirmative ; théorie qui fut défendue énergiquement dans la suite par Louyer-Villermay, Barbier d'Amiens, Cerise, et Morel, pour lequel le délire émotif était une névrose du système ganglionnaire.

Tous ces auteurs mettaient donc à la base du complexus hypocondriaque une altération, soit des humeurs, pour les humoristes, soit des viscères, pour les solidistes, soit du système nerveux ganglionnaire, pour les autres ; et le trouble psychique était consécutif à cette altération.

Or, une théorie toute contraire prit naissance : tout le mal résidait dans le système nerveux ; quant aux lésions viscérales, elles ne furent plus qu'accessoires, secondaires, et consécutives.

On peut faire remonter à Sydenham les origines de cette théorie adverse : suivant lui, hypocondrie et hystérie résultaient de l'ataxie des esprits animaux, qu'on croyait circuler dans les nerfs. De même pour Fracassini, Lorry, Whytt, Tissot, Pressavin, la maladie provenait du désordre de ces mêmes esprits animaux, ou d'une faiblesse, d'une idiosyncrasie spéciale du système nerveux.

De là à considérer l'hypocondrie comme une diathèse, il n'y avait qu'un pas, qui fut vite franchi. D'où

l'opinion de Mead, de Whytt, qui affirmaient l'altération du sang par une humeur goutteuse, de Tardieu,
qui fit de l'hypocondrie une cachexie spéciale. Aujour-
d'hui encore, Peter, Lancereaux, Bouchard, en ont
fait, sinon une diathèse, au moins une manifestation
diathésique.

Mais toutes ces théories, aussi bien celle de Galien
et de ses successeurs, que celle de Sydenham et de ses
continuateurs, avaient, parmi tant d'autres, un capital
défaut : elles n'arrivaient pas à préciser, à limiter de
de façon nette et définie le sens du mot hypocondrie.
Tout restait dans le chaos.

Il fallait l'observation clinique pour y apporter un
peu de lumière. Whytt et Cullen avaient déjà montré
les caractères spéciaux des troubles psychiques : Sau-
vages alla plus loin et, hardiment, fit de l'affection une
vésanie, faisant de l'hypocondrie « une hallucination
de l'homme sur sa propre santé ». Linné, Pinel acceptèrent la théorie et, lorsque Gall eut dépossédé les viscères thoraciques et abdominaux des facultés intellec-
tuelles qu'on leur attribuait, pour restituer au cerveau
le rôle et les attributions qui lui reviennent, Georget
s'empressa de placer dans l'encéphale le siège de la
maladie, opinion déjà admise par Lepois et par Willis.

Falret développa, sans y toucher, la doctrine de
Georget ; Dubois (d'Amiens) la modifia sur un point
seulement, considérant l'hypocondrie comme un trouble purement psychique. Et presque tous les aliénistes
acceptèrent les opinions de Georget et Falret.

C'est alors que Guislain, tout en conservant la manière

de voir de ces auteurs, commença à mettre en lumière
ce fait que l'hypocondrie pouvait se transformer en un
autre trouble mental : l'hypocondrie devenait un élément symptomatique, sans plus.

Mais beaucoup de médecins se refusèrent encore à
considérer tous les hypocondriaques comme des aliénés ; la localisation cérébrale de Georget était par trop
absolue. Une opinion mixte surgit, opinion en germe
déjà dans les ouvrages de certains auteurs du xviie siè-
cle ; Boerhaave admettait une hypocondrie *cum materia* et une hypocondrie *sine materia ;* Sennert distin-
guait affection hypocondriaque et mélancolie hypocondriaque,

Et, en effet, Trousseau et Lasègue distinguèrent
nosophobie et mal des hypocondres, Beau, la nosoma-
nie et la véritable hypocondrie.

Esquirol et Foville, d'autre part, voulurent à toute
force départager les hypocondriaques en lucides et en
aliénés, mettre d'un côté l'hypocondrie proprement
dite et, de l'autre, le délire hypocondriaque.

Ces deux auteurs basaient leur distinction sur le degré du trouble mental. Cotard, au contraire, refusa
d'admettre cette théorie et fit remarquer avec raison
que tous les intermédiaires étant possibles entre les
deux extrêmes, il y avait lieu de considérer toute hypocondrie comme vésanique.

Nous arrivons ainsi à la date de 1880, qui inaugure
la deuxième période de l'histoire de l'hypocondrie.

II. — La période contemporaine

Cette date de 1880, à laquelle P. Roy fait commencer la période contemporaine de l'histoire de l'hypocondrie, cette période dénommée période neurasthénique par Wollenberg, n'a pas été choisie indifféremment : car elle marque l'apparition, dans la pathologie psychoneurologique, de la maladie de Béard, autrement dite neurasthénie, apparition qui va bouleverser les anciennes doctrines sur l'hypocondrie.

En effet, si tous les hypocondriaques ne sont pas des neurasthéniques, en revanche beaucoup de neurasthéniques sont de véritables hypocondriaques.

A ce sujet, une vive discussion s'élève sur le point de savoir si neurasthénie et hypocondrie sont d'essence totalement différente, ou, au contraire, si c'est une même affection, dont ces deux formes ne seraient séparées que par une différence de degrés.

La théorie ancienne de l'hypocondrie, affection autonome et nettement distincte de la neurasthénie, est soutenue par un certain nombre d'auteurs français et étrangers.

Ce sont, en France, Gilles de la Tourette, Sollier, Gilbert Ballet, Journiac, Castin (et les travaux par lui inspirés de Trébosc, Reyne, Tassain); à l'étranger, Jolly, Schüle, Westphall, Mendel, Bœttiger, Raecke, Dercum, etc., tous auteurs qui s'efforcent, par des prodiges de subtilité à séparer les deux affections.

Pour beaucoup d'autres, au contraire, il y a relation

.étroite entre elles. Jolly revient à cette opinion dans un second mémoire (daté de 1900, le premier étant de 1877 ; G. W. Foster l'adopte ; de même Boissier, Maurice de Fleury, Dubois (de Berne).

Et, en définitive, la tendance actuelle semble être de se rallier à la dernière théorie, à savoir qu'il n'existe pas entre la neurasthénie et l'hypocondrie de différence fondamentale, que l'une et l'autre ne sont pas séparées par un fossé, mais que, de l'une à l'autre, on peut trouver tous les intermédiaires possibles.

CHAPITRE II

LA PATHOGÉNIE DE L'HYPOCONDRIE

Bien autrement important que la discussion exposée plus haut, est en réalité le problème qui divise à l'heure actuelle les aliénistes : l'hypocondrie est-elle une maladie purement fonctionnelle ? ou bien est-elle un ensemble, un complexus de troubles psychiques ou nerveux d'origine matérielle ou périphérique ?

Ici, deux écoles sont en présence, que Roy a considérées comme représentées, l'une par Dubois (de Berne), l'autre par Head (de Londres).

I. — La théorie cérébrale.

Dubois (de Berne) se montre convaincu de l'inutilité de l'étude anatomo-pathologique dans les psycho-névroses ; elles ne sont pour lui que troubles du fonctionnement cérébral sans lésion encéphalique : la constitution psychique du malade est seule coupable et suffit à elle seule à créer l'affection ; les troubles périphériques ne jouent aucun rôle, car ils ne préexistent pas : « les constater, c'est les faire naître ».

II. — La théorie viscérale.

H. Head (de Londres), lui, base ses conclusions sur une série d'observations qu'il a prises lui-même, s'entourant de toutes les précautions propres à éliminer les causes d'erreur, et suivant ses malades pendant un temps très long.

Il a pu ainsi relever la présence d'hallucinations portant sur la vue, l'ouïe ou l'odorat; constater les modifications de l'humeur, soit dans le sens de la dépression, soit dans le sens de l'exaltation; observer enfin chez certains une tendance invincible à la suspicion, tendance qui n'est basée sur aucun raisonnement logique, à l'inverse du délire des persécutés.

Head conclut de ses études que normalement la vie viscérale est en dehors de la conscience, mais qu'en cas d'altération pathologique des organes, apparaît la douleur viscérale réfléchie avec hyperesthésie (les sensations douloureuses suivant la voie des fibres du pneumogastrique) ; ces sensations anormales envahissent alors le champ central de l'attention.

Cette théorie est reprise par Gamble (de Baltimore), et amplifiée ; et son idée maîtresse, basée elle aussi sur des observations précises, est que non seulement l'hypocondrie, mais encore bien des formes de folie, relèvent de troubles organiques.

Entre ces deux opinions, P. Roy n'hésite pas ; il prend nettement parti pour Head, pour la théorie viscérale

Il met d'abord en relief l'importance des troubles de la cœnesthésie, de la cœnestésie qu'on peut définir la conscience végétative, la conscience du grand sympathique ou encore, avec Henle « la somme, le chaos non débrouillé des sensations qui, de tous les points du corps, sont sans cesse transmises au sensorium. » Et les émotions normales ne sont que des états cœnesthésiques physiologiques.

La mélancolie devient alors un état cœnesthésique pathologique, et l'hypocondrie s'explique de la même manière.

Mais quelle est la définition de l'hypocondrie? On est d'accord à peu près universellement pour l'admettre ainsi : « L'idée hypocondriaque est une préoccupation nettement exagérée ou sans fondement, relative à la santé physique. »

Le problème revient donc à ceci : y a-t-il lésion viscérale ou non? Et P. Roy cite les observations d'Esquirol, de Marchand, de Dupré et Lévi, Mirallié, Bechterew, Vigouroux et Collet, etc. De ces faits cliniques abondants, il conclut que, d'abord, les troubles locaux des neurasthéniques et des hypocondriaques correspondent à des lésions locales et, ensuite, que les conceptions hypocondriaques ne sont que l'interprétation délirante de sensations anormales réelles, conclusions que viennent confirmer les documents anatomopathologiques : l'autopsie révèle la lésion, parfois soupçonnée, parfois ignorée, qui avait donné naissance au délire.

Mais, à côté des troubles organiques, qui ont, comme

on vient de le voir, une importance essentielle, il convient de voir quel est l'état mental des hypocondriaques.

Or, ceux-ci ont une prédispostion psychique incontestable, lorsqu'il s'agit de mélancoliques. *A fortiori*, chez le paralytique général hypocondriaque, les lésions cérébrales ont leur rôle, quoique à l'heure actuelle on ne puisse préciser encore quelle lésion particulière de l'encéphale pourrait expliquer l'apparition de ce délire spécial.

En résumé, chez tout hypocondriaque coexistent les troubles cérébraux et les troubles viscéraux. Et son délire est dû, et à son tempérament hypocondriaque, aptitude soit héréditaire, comme chez les dégénérés, soit acquise, comme chez le dément paralytique qui l'oriente dans le sens hypocondriaque, et à des troubles cœnesthésiques acquis, accidentels.

Il n'y a donc pas d'hypocondrie purement intellectuelle, *sine materia*, comme le veut Dubois (de Berne); mais il n'y a pas davantage d'hypocondrie purement symptomatique d'une lésion organique, comme le voudrait Gamble, exagérant l'idée juste de Head. L'hypocondrie nécessite deux facteurs pathogéniques, d'abord une constitution psychique spéciale, et des troubles cœnesthéniques, facteurs dont l'importance varie suivant les cas, et généralement en raison inverse l'un de l'autre, mais que l'on retrouve constamment.

Telles sont les conclusions de Roy. Telles sont aussi celles adoptées par Taty et Chaumier (de Lyon), dans leur *Etude sur l'évolution des états hypocondriaques.*

M. L.

C'est de ce travail que nous avons extrait les observations inédites que nous produisons à la fin de notre étude. Le nombre en est restreint, c'est vrai, mais on voudra bien remarquer qu'elles ne concernent que des cas dans lesquels l'idée hypocondriaque ne s'accompagnait d'aucun autre délire ; et, de plus, qu'elles ont été suivies depuis le début jusqu'à la terminaison, terminaison qui s'est faite, soit par la mort, soit par démence, soit par guérison.

Or, toutes ces observations montrent la présence constante d'un élément somatique: ce peut être la tuberculose, ou bien une lésion cardiaque. Quand l'examen attentif n'a pas révélé de maladie, on est en droit d'incriminer les troubles vasculaires dus à la goutte, à la syphilis ou simplement à la sénilité. La lésion dans un cas (obs. IX) était purement cérébrale, constituée par des lésions en foyer constatées à l'autopsie, et qui suffisaient à elles seules à provoquer le délire, sans qu'il fût besoin d'invoquer les lésions d'encéphalite parenchymateuse.

Il faut, d'ailleurs, bien retenir ce fait qu'il n'est pas nécessaire, pour provoquer, sur un terrain mental prédisposé, l'apparition de l'idée hypocondriaque, qu'il n'est pas nécessaire, et loin de là, que la lésion provocatrice soit une lésion considérable. Dans nos observations, nous le voyons, des troubles vasculaires ont suffi ; dans d'autres cas, il suffira d'un léger trouble fonctionnel, qui demandera à être recherché avec soin et avec constance. C'est ainsi que beaucoup de ces malades sont des constipés ; et, vu leur hérédité lourde, ce léger incident suffit à faire naître dans leur cerveau

prédisposé l'idée hypocondriaque : qu'une théra-
peutique bien dirigée rétablisse les fonctions de leur
intestin, et le délire disparaît.

« Le délire n'est que la mise en lumière d'une hy-
perattention portée sur des faits réels », a dit Bianchi.

Or, nous ne saurions le répéter avec trop d'insistance, ces faits réels peuvent être de la plus minime
importance : il suffit de la cause la plus légère pour faire
éclore un délire chez un individu prédisposé.

C'est ce qu'a si bien su mettre en lumière notre maître, M. le professeur Pierret, qui n'a pas peu contribué
à faire admettre cette vérité fondamentale : Tout aliéné
est avant tout un malade et un malade au sens complet
du mot. Tout aliéné doit être examiné à fond, examiné
à tous les points de vue ; tous ses organes, tous ses
appareils doivent être minutieusement contrôlés. Si à
un premier examen on n'a rien trouvé, il ne faut jamais
se rebuter, il ne faut jamais renoncer ; c'est là un dan-
ger qu'a bien su signaler le professeur Pierret. Car,
comme nous l'avons dit plus haut, la lésion point de
départ, ou plutôt cause provocatrice qui a mis en branle
un système nerveux mal équilibré, passera souvent ina-
perçue, tellement elle est minime. Elle passera inaper-
çue à un premier examen, peut-être même à plusieurs
examens subséquents : mais cela ne prouve rien : on
peut ne pas la trouver, elle existe quand même. C'est
affaire au médecin digne de ce nom de la chercher. Il
doit consacrer à cette recherche une patience inlassable
toujours en éveil, jamais rebutée : à ce prix seul, il
arrivera à donner à son malade, sinon une guérison
parfois impossible, mais au moins presque toujours une

amélioration grande ; car si le traitement moral, le traitement psychique est un adjuvant précieux, puissant même, de la cure, celle-ci n'est complète qu'à la condition qu'on supprime l'épine irritative, cause première du désordre mental : *sublata causa, tollitur effectus.*

CHAPITRE III

LA SIGNIFICATION CLINIQUE
DE L'HYPOCONDRIE

D'après ce qui précède, on voit combien nous sommes loin de l'ancienne hypocondrie. D'ailleurs, que voulait dire le mot hypocondrie? Les définitions en sont multiples ; chaque auteur eut la sienne, mais aucun, croyons-nous, ne prit souci de la préciser suffisamment. L'hypocondrie n'est donc plus une entitié clinique d'aspect et de compréhension variables suivant un chacun : c'est un syndrome.

Mais à la base de ce syndrome, on trouve de façon invariable, constante et incontestée, l'idée hypocondriaque, de laquelle on s'accorde universellement à donner la définition connue : « C'est une préoccupation nettement exagérée, ou sans fondement, relative à la santé physique. » Nous avons montré qu'elle n'est pas sans fondement, mais simplement exagérée.

Il s'ensuit donc qu'*a priori* on doit la rencontrer ou pouvoir la rencontrer dans tout état psychopathique où se trouvent réunis ces deux facteurs indispensables, mais suffisants : constitution psychique spéciale, et troubles cœnesthésiques.

Et, de fait, l'idée hypocondriaque apparaît dans les démences, dans les démences de toute catégorie : démence précoce et démence sénile, démence alcoolique et démence organique, démence paralytique. Nous la trouverons encore chez l'imbécile et surtout chez le débile ; dans les états toxi-infectieux, comme dans certains états épileptiques, comme dans les intoxications alcoolique ou sulfo-carbonée.

Elle se rencontre de même dans la neurasthénie et dans les psychopathies constitutionnelles, par exemple au début du délire des persécutions, ou dans cette forme que Wollenberg appelle « hypocondrie constitutionnelle », et qui n'est qu'une paranoia : paranoia à évolution hypocondriaque, d'ailleurs assez rare.

Maintenant, en dehors de toutes ces affections, reste-t-il encore place pour une entité autonome ? Non, s'accordent aujourd'hui à répondre presque tous les aliénistes et les neurologistes. « Il n'y a plus de maladie dénommée hypocondrie, déclare Dubois (de Berne). Il n'y a que des symptômes hypocondriaques se manifestant dans le cours de divers états psychopathiques. » Et Wollenberg de son côté écrit : « L'hypocondrie, en tant que maladie autonome, ne peut être maintenue ; elle représente plutôt un état psychopathique, une disposition psychique morbide toute particulière. »

Et c'est à l'avènement de la neurasthénie que l'hypocondrie doit d'avoir ainsi perdu son ancienne autonomie.

Nous résumant donc une dernière fois, nous considérons comme acquise cette notion que l'hypocondrie affection définie n'existe pas ; qu'il n'existe que des idées hypocondriaques, dont la présence constitue ce que l'on nomme état hypocondriaque.

Nous allons maintenant nous limiter à l'étude des états hypocondriaques dans la mélancolie anxieuse, car ici l'idée hypocondriaque prend souvent une forme particulière ; elle devient l'idée de négation. De plus, la systématisation peut apparaître, donnant naissance à ce que Cotard le premier avait décrit sous le nom de délire de négation systématisé chronique et que l'on nomme aujourd'hui, nous le verrons plus loin, syndrome de Cotard, en souvenir de son auteur.

C'est cette étude qui fera l'objet de notre deuxième partie.

DEUXIÈME PARTIE

L'IDÉE DE NÉGATION

CHAPITRE PREMIER

QU'EST-CE QUE L'IDÉE DE NÉGATION ?

L'idée hypocondriaque, avons-nous vu, est une idée d'inquiétude délirante du sujet par rapport à son organisme, soit corporel, soit mental, soit à la fois corporel et mental.

Elle est donc essentiellement polymorphe, pouvant se rapporter aux parties de l'individu les plus variées, quoique portant le plus souvent sur l'appareil digestif.

Or, l'idée hypocondriaque peut revêtir parfois une forme très particulière: elle devient une idée de changement, de destruction, d'absence, de non-existence. Le malade affirme n'avoir plus d'estomac, plus de cœur, plus d'abdomen, prétend même qu'il est mort. C'est là ce qu'on nomme l'idée de négation.

Ce terme: idée de négation, on peut se demander si l'on eut raison de l'adopter. En effet, dans l'espèce, il s'agit d'une affirmation bien plutôt que d'une négation, affirmation à forme contradictoire si l'on veut, mais affirmation quand même.

Le malade prétend, par exemple, n'avoir plus d'estomac ; est-ce une négation? On peut soutenir que non: il affirme ce qu'il croit être un fait. Nous disons: ce qu'il croit être. Et pour établir sa croyance, il s'est basé sur quelque chose : sur ses sensations. Or, nous avons vu plus haut que, chez un tel malade, il y a des troubles de la cœnesthésie: il est mal renseigné, il a le droit de se tromper. Mais lorsqu'il déclare n'avoir plus d'estomac, il se croit aussi bien en possession de la vérité, que son contradicteur qui lui représente qu'il a un estomac, ce contradicteur étant, lui, renseigné de façon différente.

Il serait donc peut-être loisible d'admettre qu'il y a là, en présence, non pas une affirmation et une négation, mais deux affirmations différentes.

Nous n'insisterons pas davantage sur ce point : qu'est-ce que l'affirmative, et qu'est-ce que la négative? nous pourrions être entraînés trop loin, dans des discussions dignes de la scholastique.

Néanmoins, on nous permettra de faire une autre remarque. Tout aliéné est en général un négateur; autrement dit, en reprenant ce que nous venons de voir, il n'adopte pas la manière de juger de tout le monde. Cette tendance se trouve déjà en germe chez l'homme normal; on a dit que tout aliéné tend à se considérer comme le centre du monde; et chez l'homme normal, en est-il tout à fait autrement? L'homme, même normal, n'est-il pas avant tout un égoïste, tendant à rapporter à lui-même tous les événements qui peuvent se produire autour de lui? Et n'aurait-on pas le droit de considérer comme une exagération d'un phénomène constant cette tendance générale au négativisme que présente tout aliéné?

Or, ce négativisme peut se manifester de plusieurs manières. D'abord, on sait combien tout raisonnement non conforme à ses conceptions a peu de prise sur l'aliéné; il est extrêmement difficile de le convaincre de la fausseté de son raisonnement, — et nous n'avons pas en vue ici que les délires systématiques, mais aussi toute idée délirante.

Là où cette tendance négativiste se manifeste avec le plus d'intensité, c'est dans la démence précoce, où elle constitue ce qu'on appelait jadis la folie d'opposition. Le malade résiste non seulement aux sollicitations extérieures, mais encore à ses propres désirs, à ses propres besoins. C'est le résultat d'une perversion primitive de la volonté, d'une inhibition aboulique.

Mais chez le malade qui a des idées de négation, et qui certainement est atteint de troubles de la cœnesthésie, la volonté est-elle intacte? Et ne pourrait-on, sinon rapprocher, tout au moins comparer ces deux ordres de malades: d'un côté le dément précoce, au négativisme obstiné, entêté; d'un autre côté l'aliéné négateur, qui, lui, s'obstine dans des affirmations de destruction, de néant?

Nous croyons que la chose serait peut-être intéressante, mais notre prétention n'est point d'élucider le problème, si problème il y a.

CHAPITRE II

HISTORIQUE

Les idées de négation, dont nous avons vu quelle est la définition, sont certainement une bien curieuse variété d'idées délirantes. Malgré cela; jusqu'à ces dernières années, elles avaient été peu étudiées.

Griesinger, Leuret les avaient déjà remarquées, sans y attacher une grosse importance.

Ce fut Baillarger qui le premier en fit une étude attentive, et en donna une description clinique exacte. Il les avait observées dans la paralysie générale, et dans son travail à ce sujet *(Annales médico-psychologiques,* 1861), il les considérait comme un signe précurseur de la redoutable affection: allant plus loin, il les considérait comme pathognomoniques. Cette manière de voir était trop exclusive.

Et c'est à Cotard que revient l'honneur d'avoir le premier mis en lumière et exposé clairement cet intéressant syndrome.

Dans un premier mémoire, paru en 1880, cet auteur étudie une forme de mélancolie anxieuse où s'étaient présentées des idées de négation, et il en fait une complication de la mélancolie anxieuse commune.

Dans un second travail (1882) il montre qu'on les trouve dans un assez grand nombre de mélancolies, et il leur donne le nom précis de délire des négations. Il va plus loin: il décrit ce délire parallèlement au délire des persécutions, s'attachant à mettre en relief les différences radicales qui séparent ces deux formes. De plus, parmi les idées de négation, il met d'un côté celles se rapportant au sujet lui même, d'un autre côté celles qui ont trait au monde extérieur. Cependant il ne fait pas de façon précise de ce délire une entité morbide distincte.

Plus tard, Cotard émet l'hypothèse d'après laquelle la cause du délire serait la perte de la vision mentale, sans rien affirmer toutefois.

Vers la même époque, un autre auteur, Séglas, s'occupant, lui aussi, de cette question, arrive aux mêmes conclusions que Cotard, et fait de ces idées délirantes un syndrome, qu'il rattache à la mélancolie anxieuse.

Régis, à son tour, reprend le même sujet, au point de vue du diagnostic différentiel de la lypémanie hypocondriaque, et de la paralysie générale.

Après ces travaux, le délire des négations semblait définitivement constitué.

Or, au Congrès de Blois, en 1892, l'œuvre de Cotard fut très vivement attaquée ; on lui reprocha amèrement « d'avoir voulu créer une espèce nosologique nouvelle », « d'avoir introduit dans la science, non une maladie nouvelle, mais un mot nouveau ».

Les mêmes critiques furent reprises au Congrès de la Rochelle, en 1893, puis, plus tard, au Congrès de Grenoble, en 1902.

Partout la discussion fut vive ; et, si Cotard eut des adversaires acharnés, il eut, par contre, des défenseurs convaincus. La question pendante était celle-ci ou à peu près : Quelle est la place du syndrome de Cotard parmi les affections mentales ? Doit-on en faire une affection définie, ou bien le considérer purement et simplement comme un syndrome, sans plus ?

L'accord des aliénistes n'est pas fait encore à ce sujet, et ne se fera probablement pas de sitôt. Nous n'entrerons pas dans le détail des ardentes discussions qui eurent lieu ; et nous ne reproduirons pas ici les nombreux arguments pour ou contre apportés à l'appui de leur thèse par les adversaires.

Nous ne prendrons pas davantage parti pour l'une ou l'autre théorie ; nous tenant sur une réserve justifiée, nous admettrons que, jusqu'à nouvel ordre, le délire de Cotard est un syndrome.

Syndrome dont nous allons maintenant nous efforcer de rechercher les conditions et les causes d'apparition.

CHAPITRE III

LE SYNDROME DE COTARD

Dans le chapitre précédent, nous avons parlé d'idées de négation d'une part, et, d'autre part, de délire de négation et de délire de Cotard. Nous allons préciser la valeur de ces termes.

L'idée de négation, nous l'avons définie une idée de changement, de destruction, d'absence, de non-existence.

De semblables idées se rencontrent dans les formes mentales les plus diverses. Dans la paralysie générale, leur fréquence est grande, bien qu'elles ne soient nullement caractéristiques de la maladie.

On les trouve également dans la confusion mentale aiguë, dans la manie, la folie alcoolique, le délire fébrile même; également dans la démence sénile, et dans les troubles intellectuels par lésions cérébrales.

D'une manière générale, l'idée de négation traduit une altération de la personnalité due à des modifications de la base organique (c'est-à-dire à des troubles de la cœnesthésie), et de la sphère motrice et affective de la vie psychique. C'est là l'opinion de Séglas.

Maintenant, ces idées de négation, qui, dans les

affections précitées, restent à l'état isolé, ou incohérentes, peuvent s'organiser et se systématiser en un
véritable délire.

Ce délire peut se trouver dans certaines formes du
délire des persécutions, dans certains cas de débilité
mentale, dans la folie hypocondriaque systématisée ou
paranoia primitive hypocondriaque.

Mais là où il se rencontre de beaucoup le plus souvent, c'est chez le mélancolique : et les symptômes
mélancoliques préexistants forment avec ce délire un
complexus spécial qui est le syndrome de Cotard.
L'élément constitutif caractéristique du syndrome étant
précisément le délire, on s'explique ainsi pourquoi
délire de Cotard et syndrome de Cotard sont deux termes employés concurremment.

CHAPITRE IV

LA FRÉQUENCE ET L'ÉTIOLOGIE DU SYNDROME

Nous arrivons maintenant au point principal de cette deuxième partie de notre travail. Et la question que nous allons essayer de résoudre est celle-ci : d'abord, quelle est la fréquence d'apparition du syndrome de Cotard ? Ensuite quelles sont les conditions qui motivent cette apparition ?

Au sujet de la fréquence, les auteurs semblent s'accorder à considérer le syndrome de Cotard comme assez rare. Telle est l'opinion de Bianchi, comme on le verra plus loin.

Telle est aussi celle de Séglas ; cependant, ce dernier fait des réserves ; il pense même que dans l'avenir les faits se multiplieront et que les cas en apparaîtront plus nombreux.

De la série d'observations que nous produisons, nous croyons avoir pu, comme Bianchi, conclure à la rareté du syndrome : sur dix cas en effet, nous ne le rencontrons que deux fois : le délire hypocondriaque semble donc ne pas devoir aboutir fatalement à l'idée de négation.

Plus importante est la seconde partie de notre problème : quelle est l'étiologie ?

La question, jusqu'à ce jour, n'a pas été aussi étudiée que les autres ; cependant Séglas avait déjà fait à ce sujet quelques remarques générales ; d'autres auteurs, en Italie spécialement, Obici, de Sanctis, Bianchi, sont allés plus loin et ont formulé des conclusions.

Voyons ce que disent ces divers écrivains.

Séglas, dans son ouvrage sur le délire des négations, se borne à formuler quelques remarques. Il admet que les causes déterminantes sont celles des délires mélancoliques en général ; quant aux causes prédisposantes, elles sembleraient nombreuses. C'est d'abord l'hérédité psychopathique presque constante, fait que Cotard avait signalé, et une hérédité psychopathique spéciale : loin d'être des amoraux, comme la plupart des héréditaires, les malades présenteraient, au contraire, un développement exagéré des qualités morales.

L'âge aurait une influence, la maladie se montrant à l'âge adulte, le plus souvent à l'époque moyenne de la vie. Le sexe également, les femmes semblant plus atteintes que les hommes.

Resterait une autre influence bizarre que Séglas propose avec un point d'interrogation : celle du milieu social, les malades se rencontrant de préférence dans la classe aisée, parmi les gens ayant une culture intellectuelle developpée, en tout cas appartenant aux classes sociales élevées.

On le voit, Séglas n'apporte aucun fait précis, aucun

document décisif ; d'ailleurs il se contente de poser des interrogations et ne les résout pas.

. Les auteurs italiens sont plus affirmatifs et indiquent nettement des causes déterminantes de l'apparition du syndrome de Cotard.

Voyons d'abord ce que dit Obici, dans son travail paru, en 1900, dans la *Rivista sperimentale di Freniatria* (Sul cosi detto « Delirio di negazione »).

Au début de son étude, il résume en ces termes et classe les différentes façons de comprendre le syndrome : « Au point de vue nosographique il y a quatre opinions principales sur le délire type Cotard :

« Le délire de négation est :

« 1° Une entité qui se différencie, d'un côté, de la mélancolie, de l'autre, du délire chronique tout en ayant les caractères de l'un et de l'autre (Cotard) ;

« 2° Une forme un peu spéciale de la mélancolie anxieuse avec délire (Camuset, de Cool) ;

« 3° Une forme qui rentre dans le groupe des paranoïas chroniques (Cristiani) ;

« 4° Une paranoia secondaire (Séglas, Spoto). »

Ces quatre théories, Obici les rejette et se refuse à voir, dans le syndrome de Cotard, une entité clinique. Au surplus, on nous permettra de reproduire ici, en leur entier, les conclusions d'Obici, telles qu'il les exprime dans son travail (pp. 307-308).

« Le délire de négation, type Cotard, n'est pas une entité (Cotard, Arnaud), il ne rentre pas tout à fait dans les limites étroites de la mélancolie, telle qu'on la comprend d'ordinaire (De Cool), il ne peut être rangé dans les formes de paranoia (Cristiani), et le mot de paranoia secondaire ne lui convient pas davantage (Seglas, Gianelli).

. . . .

« Le délire de négation, puisqu'il ne représente jamais une entité morbide, même quand il se systématise dans la forme complexe de Cotard, doit être étudié dans ses rapports particuliers avec la psychose dans le cours de laquelle il se manifeste.

« Les idées délirantes de négation peuvent apparaître dans les psychoses les plus variées, même dans les psychoses aiguës d'origine exogène évidente, délire de collapsus *(amenza);* mais elles prédominent avec une allure plus caractéristique, durent plus longtemps, dans les formes chroniques avec désorganisation de la personnalité, basées sur les processus involutifs et dégénératifs de l'organisme.

« Les idées de négation atteignent le degré de complexité et de systématisation indiqué par Cotard, spécialement dans les formes plus graves, à terminaison funeste, de mélancolie de l'âge d'involution : mais elles sont aussi fréquentes, comme l'affirmait Cotard, chez les malades qui ont présenté dans leurs antécédents personnels des accès répétés de mélancolie périodique.

« Même dans ces derniers cas, le délire de négation ne se présente qu'à l'âge où commence le processus d'involution de l'organisme, dont il paraît être une expression directe. Il doit donc être considéré comme une maladie connexe qui, d'une part, est un peu modifiée du fait de sa superposition et, d'autre part, modifie beaucoup des caractères de la forme primitive, sa périodicité surtout; et il vaut mieux l'envisager ainsi que d'y voir la terminaison d'une psychose périodique antérieure, ou une maladie secondaire à cette psychose.

« Les idées de négation qui se présentent dans les autres formes chroniques n'en modifient pas le cours fondamental, et n'en altèrent pas la physionomie primitive. Elles peuvent s'incorporer, par exemple, au délire de persécution des paranoïques et des paranoïdes; elles peuvent acquérir souvent un caractère mégalomaniaque chez les paralytiques, et être incohérentes et s'associer à une tendance invincible à l'opposition chez les déments précoces. »

. . . .

On le voit, Obici indique nettement deux facteurs distincts comme causes d'apparition du délire : d'une part le processus d'involution de l'organisme, sur lequel il insiste ; d'autre part, mais avec une nuance moins affirmative, les processus dégénératifs de l'organisme, dont il ne donne pas une définition bien précise.

Quelques années plus tard, la même théorie est reprise et adoptée par Leonardo Bianchi, dans son *Traité de Psychiatrie*.

Voici, en effet, ce qu'écrivait cet auteur, dans son exposé général des délires (pp. 312 et suivantes) :

« Le délire dépressif peut s'aggraver jusqu'à la négation totale. Dans ce cas, les malades affirment qu'ils n'ont plus de famille, qu'ils ne possèdent plus rien : « tout est perdu », « la ville est désertée par les « hommes », « il n'y a même plus d'hommes », « le cœur

« ne bat plus », « le sang ne circule plus ». Dans le cas que j'ai cité plus haut, le délire va jusqu'à la négation complète de la personnalité.

« Cotard et d'autres auteurs ont assigné au délire de négation une importance excessive, en lui attribuant certains caractères cliniques dont beaucoup s'observent, en réalité, dans la plupart des délires dépressifs, tels que le délire d'auto-accusation et le délire hypocondriaque dont il représente une phase avancée.

« Obici, s'éloignant beaucoup des idées de Cotard (*Osservazioni nosologiche e cliniche sul cosi detto* « *delirio di negazione* », *Riv. sper. di Freniatria*, vol, XXVI, et J. de Sanctis (*Psicopatologia delle idee di negazione*, *Il manicomio*, 1900) ont donné un sens spécial au délire de négation hypocondriaque. Quand l'évolution du délire hypocondriaque est à ce point, quand le malade affirme n'avoir plus d'estomac, plus de tête, plus d'organes, c'est qu'il existe d'ordinaire un fond d'involution sénile, ou un autre processus dégénératif, et l'on ne peut plus parler de mélancolie psycho-névrotique.

« Ces idées surgissent, ou par évolution des idées préexistantes, ou par concomitance, sans qu'il y ait lien évident, avec les idées délirantes précédentes. Je les ai observées souvent dans la mélancolie sénile et dans la paralysie générale progressive. Elles se présentent aussi, chez des sujets jeunes, par évolution de la paranoia hypocondriaque. Elles apparaissent souvent dans les psychopathies aiguës par intoxication avec confusion mentale hallucinatoire.

« Dans beaucoup de ces cas, il y avait auparavant une constitution négativiste, fait observé aussi par de Sanctis.

« Considéré, comme il me paraît devoir l'être, au sens large, le délire de négation n'est pas seulement lié au délire hypocondriaque ; on le rencontre dans diverses psychopathies : dans la mélancolie, dans la confusion mentale, dans la paralysie générale progressive, dans la démence sénile. Dans la mélancolie, il peut être le premier délire, remplacé plus tard par d'autres, ou être le délire terminal, souvent alors stéréotypé. La forme clinique, dont il est la principale manifestation, guérit ou ne guérit pas, et cela ne tient pas à la forme particulière du délire, mais aux contingences les plus diverses, et aux conditions intrinsèques et extrinsèques du sujet.

« Le délire de négation à contenu varié, exception faite pour le délire hypocondriaque, a le même sens que tous les autres délires dépressifs ; comme le délire d'auto-accusation, il naît plus facilement sur le terrain héréditaire, et on le trouve en germe dans tous les états afflictifs ou douloureux, même physiologiques, de l'âme. Dans la lutte pour l'existence, l'insuccès, le chagrin, le découragement sont accompagnés d'idées de négation. Les poètes, chez lesquels prédomine le ton afflictif, ont exprimé des idées de négation, ou les ont mises dans la bouche de leurs personnages.

« Léopardi, au comble de la douleur, exprime la négation la plus solennelle quand il dit :

« A nous près du tombeau..... etc.

et plus loin :

« Voici que tout est semblable et, incompréhensible,
« seul le néant augmente...

« L'immortel poète des tombeaux, type mélancolique lui aussi, émet, dans la *Poésie au Soleil*, des idées
de négation devant la plus haute affirmation de la
nature : « Mais toi, dit-il, lampe éternelle, ne change-
« ras-tu jamais? jamais ? »... « Mais on verra de qui
« tombe... »

« Shakespeare fait d'Hamlet un type de négativiste
quand il lui fait dire : « Mon humeur est devenue si
« mélancolique que la terre, ce globe admirable, ne
« me paraît plus qu'un stérile promontoire ; le firma-
« ment, pavillon divin étendu sur nos têtes, voûte
« majestueuse semée d'étoiles brillantes, ne me semble
« plus qu'un amas infect de vapeurs pestilentielles. »

« Et Gœthe, parlant du génie du mal, l'appelle négation[1].

« Douleur, faiblesse, négation, sont trois termes
indivisibles, trois faces sous lesquelles on peut considérer un état d'âme qui, par des degrés infinis, va de
l'épisode physiologique à la mélancolie la plus intense,
celle où la négation arrive au métabolisme lycanthro-
pique de la personnalité, ou à la négation de soi-même,
qui se traduit sous une autre forme par le suicide.

« La dame qui se niait elle-même, méconnaissant sa

[1] Ich bin der Geist der stets verneint.
So ist dann alles was ihr Sünde,
Zerstörung, kurz das Böse nennt
Mein eigentliches Element.
« Je suis l'esprit qui nie tout. Ce que vous appelez péché
et destruction, et en général le mal, c'est mon élément même. »

propre identité, appartenait à une famille dans laquelle
trois autres sœurs furent épileptiques, et une morphi-
nomane; son délire avait duré trois ans ainsi stéréotypé; elle guérit complètement. Il n'y a pas de crité-
rium sûr pour ces délires dépressifs; on ne peut pas
accepter sans conditions la distinction entre les idées
de négation et le délire de négation systématisé ou non
(Séglas). Ces délires, comme tous les autres, sont pré-
formés dans un esprit mal organisé (dégénérescence) ;
c'est souvent l'exagération épisodique ou systématique
d'idées normales, et on peut les rencontrer dans beaucoup
d'états psychopathiques (Camuset, et d'autres auteurs).

« La systématisation dépend de conditions extrinsèques à la genèse du délire même.

« Dans la formation du délire hypocondriaque de
négation, on trouve d'ordinaire une gradation dans
l'intensité des idées délirantes, qu'elles soient primi-
tives ou secondaires. Au début, il y a le plus souvent
une vague préoccupation touchant la santé (émotivité
cœnesthésique) qui, en augmentant, met l'âme en or-
gasme. Les craintes pour sa santé « déjà très atteinte »
absorbent tout l'intérêt du sujet, qui interprétera plus
tard, dans le sens de ses préoccupations, les sensations
nouvelles nées directement de la maladie cérébrale qui
a modifié la façon de sentir du *moi* somatique, ou déri-
vées de la concentration attentive sur les parties du
corps regardées comme malades (projection périphérique de la préperception). Le délire se constitue
graduellement : « c'est une maladie grave (que le malade ne précise souvent pas) qui le frappera sous peu »,
ou bien « c'est un organe en voie de destruction, pres-

« que disparu, putréfié, etc. », — » rien ne passe plus
« dans ma gorge », — « rien ne peut pénétrer dans mon
« estomac, qui est bouché », — « l'anus est bouché », —
« mon corps est en voie de putréfaction, j'en sens
« l'odeur cadavérique ». — « mon bras est en cire », —
« mon cœur ne bat plus », — « je suis impuissant, ma
« verge est aussi petite qu'une plume d'oie ». Voilà des
exemples de délire hypocondriaque de négation méta-
bolique, aussi absurde alors que le délire de la paralysie générale progressive, où les malades affirment
n'avoir ni estomac, ni anus, même quand ils s'alimen-
tent seuls ou avec la sonde, et qu'ils vident régulièrement leur intestin.

« L'évolution du délire hypocondriaque, depuis la
simple préoccupation de la santé (hypocondriase),
jusqu'à l'hypocondrie avec délire de négation, a été dé-
crite par Ball, Ritti, Vallon, Marie, Cotard, Castin, et
d'autres auteurs. Mais ce délire n'est ni aussi fréquent,
ni aussi systématisé qu'on l'a dit, et les idées de négation n'apparaissent pas toujours à la phase ultime du
délire hypocondriaque chronique, comme le dit Cotard.
Ce délire n'est pas non plus toujours isolé, il peut s'associer à d'autres idées délirantes : idée de persécution
ou d'auto-accusation. Il a sa source dans une perversion
du sens cœnesthésique, et on pourrait le considérer
comme une maladie de la zone somasthétique. »

Bianchi donc, comme Obici, attribue soit à l'involution sénile, soit à un processus dégénératif la genèse
du délire de Cotard.

Que devons-nous penser de ces conclusions ?

D'abord, les observations que nous produisons à la fin de notre travail les confirment. En premier lieu dans l'observation XI, que nous empruntons à Obici, nous voyons les idées de négation n'apparaître qu'à la ménopause. D'autre part, dans notre observation X, il s'agit d'une sénile. Voilà pour le rôle de l'involution sénile.

Quant à l'importance que peuvent posséder les processus dégénératifs, nous en trouvons la preuve dans l'observation IX. Il s'agit d'une malade qui, pendant douze ans, présente des idées hypocondriaques, avec alternatives d'amélioration et d'aggravation, et ce n'est qu'au bout de ces douze années, quatre années après une légère attaque d'hémiplégie, qu'elle montre pour la première fois des idées de négation. Or, à l'autopsie, on trouve un cerveau très malmené, par de multiples foyers de ramollissement.

Le cerveau était donc touché depuis longtemps, et ce n'avait certainement pas été sans jouer un rôle important dans la naissance des idées hypocondriaques ; mais nous n'insisterons pas sur ce point, nous serions conduit à l'étude de l'hypocondrie d'origine cérébrale, question discutée au Congrès de Rennes de 1905, et ce n'a pas été notre but. Revenant à notre malade, nous voyons que le jour où les lésions en foyer eurent acquis un développement considérable, ce jour-là apparurent les idées de négation. Ce qui concorde parfaitement avec le rôle attribué par Obici et Leonardi aux tares cérébrales profondes.

Reprenons la question, et élargissons le débat.

A la production de l'idée hypocondriaque concourent, nous l'avons vu dans notre première partie, deux facteurs indispensables : une constitution psychique spéciale soit héréditaire, soit acquise, et des troubles de la cœnesthésie.

A la base de l'idée de négation, idée hypocondriaque de nature particulièrement grave, se retrouvent *a fortiori* ces deux facteurs. Mais tous les hypocondriaques ne deviennent pas des négateurs ; ils le deviennent même rarement.

Il y a donc quelque chose ici de spécial qui crée une prédisposition.

Ce quelque chose, nous le répétons après Bianchi, c'est l'involution sénile, ou c'est un processus dégénératif ; c'est dans beaucoup de cas une constitution négativiste.

Il y a par conséquent un terrain *minoris resistentiæ*, si l'on veut bien nous permettre l'expression. Cette *resistentia minor* est congénitale ou elle est acquise.

Congénitale, elle l'est chez les sujets à hérédité psychopathique lourde, chez ces sujets dont parle Bianchi, sujets chez lesquels l'idée de négation confirmée éclôt tout naturellement, — nous allions dire spontanément.

Acquise, elle l'est de par le fait de lésions organiques confirmées : lésions dévastatrices que l'on retrouve à l'autopsie. Mais elle peut l'être aussi par une sorte de phénomène d'usure : lorsque le malade a eu plusieurs accès de mélancolie, accès qui sont allés se rapprochant et s'aggravant tout à la fois, son cerveau, souvent déjà cerveau prédisposé, à chaque nouvel assaut perd de ses forces pour la lutte, s'épuise, et finalement sombre ; les facultés maîtresses s'en vont à vau l'eau, et la négation s'installe.

Cette moindre résistance enfin peut s'acquérir encore de façon moins brutale, de façon moins violente : c'est la résultante alors d'une série de phénomènes biologiques normaux : nous voulons parler de l'involution sénile, souvent hâtée malheureusement, souvent précipitée par les affections somatiques anciennes les plus diverses.

Il est nécessaire, au surplus, de faire remarquer que ces différentes causes n'agissent pas isolément ; on peut même avancer que dans la pratique, on ne trouve pas de cas où elles ne s'enchevêtrent, où elles ne se superposent : la malade de notre observation IX avait vu sa mère mourir en démence sénile ; elle-même avait eu la syphilis ; le ramollissement cérébral vint couronner cette œuvre de déchéance.

Et c'est là précisément ce qui assombrit le pronostic de l'idée de négation : pour ne nous occuper que du syndrome de Cotard, les auteurs ont exagéré et se sont montrés trop absolus, qui ont affirmé son incurabilité complète ; le délire de Cotard peut guérir, mais le plus souvent les récidives sont à craindre ; et ce qui le rend d'aussi mauvais augure, c'est précisément la gravité des causes efficientes que nous avons exposées plus haut.

Enfin, nous ne voudrions pas terminer ce court travail sans revenir une fois encore sur un point particulier des conclusions de Bianchi.

Le savant aliéniste italien, dans l'exposé que nous avons cité plus haut, établit un rapprochement intéressant entre l'idée de négation, phénomène pathologique, et la douleur, émotion normale.

Pour lui, de l'un à l'autre, on peut trouver tous les intermédiaires; et pour lui, l'état afflictif banal d'une part, le délire de négation le plus absurde, de l'autre, sont les deux anneaux extrêmes d'une chaîne ininterrompue.

Or, il nous a semblé qu'il serait intéressant de s'essayer à comparer de même le vieillard normal et le vieux mélancolique négateur.

L'involution sénile, dont nous parlions tout à l'heure, se traduit par l'apparition lente, mais certaine, de la déchéance organique : la machine se rouille. Et si les idées délirantes prennent alors naissance, les phénomènes organiques de l'involution y sont certainement pour quelque chose.

Mais non moins considérable, croyons-nous, doit être certainement le rôle de l'involution psychologique qui double, en quelque sorte, cette involution somatique.

Les vieux sont moroses : c'est un fait d'observation banale. Le vieillard ou celui qui va le devenir a vécu, c'est dire il a souffert : bien loin derrière lui sont ses illusions, ses ardeurs, ses folles espérances de jadis, une à une enlevées au long de sa carrière ; il se retourne, mais pour leur jeter un regard de regret, — et

d'amertume. Il a lutté, il a souffert ; il a connu les
déboires, il est aigri. Il s'est senti las, et il renonce ;
mais, autour de son repos, qui n'est souvent qu'une
capitulation acceptée à contre-cœur, il voit s'agiter les
mêmes passions qui l'agitaient jadis : les jeunes gran-
dissent, pleins de vie, pleins d'espoir, et aussi
d'égoïsme inconscient, par cela même féroce, alors que
lui s'en va triste et seul. Et la haine s'élève du fond de
son âme impuissante du désespoir de n'être plus, contre ceux qui le refoulent vers la tombe : celui qui
écrivit *l'Art d'être grand-père* était une exception.

Et de cette rancune souvent inconsciente contre tout
ce qui est jeune, naît l'esprit de dénigrement, d'opposition systématiques envers tout ce qui est nouveau.
Qui ne connaît la critique amère qui revient obstiné-
ment, entêté refrain, aux lèvres des grands-parents :
De mon temps, ce n'était point ainsi.....

Normalement donc, chez l'homme parfaitement sain,
à l'heure où les forces de vie commencent à décliner,
apparaît une tendance toute naturelle à la négation ;
tendance qui s'exagère parfois au point d'évoquer le
souvenir du négativisme entêté de ces déments précoces dont rien ne peut vaincre l'obstination absurde.

Peut-on s'étonner alors si, cet homme n'étant plus
l'homme normal, mais un malade, on assiste à la flo-
raison de ces idées de négation, absurdes au premier
abord ? N'est-ce point là quelque chose de logique ? Et
ne pourrait-on admettre que l'idée de négation n'est
plus alors et tout simplement qu'un phénomène pycho-
logique normal, transplanté en terrain pathologique ?

Décidément les anciens avaient raison, qui disaient :
Οἱ νέοι ἀποθανοῦντες ἀπὸ Θεοῖσι φιλοῦνται...

L'étude des travaux que nous venons de passer en revue jointe à celle des faits que nous exposons maintenant, nous amène à penser, d'abord que les idées de négation ne sont pas une résultante nécessaire du délire hypocondriaque; ensuite, que leur apparition reconnaît pour cause une moindre résistance cérébrale, congénitale par hérédité psychopathique lourde ou bien acquise et, dans ce cas, due à des lésions cérébrales profondes, ou a des accès de mélancolie répétés, ou même simplement à l'involution sénile ; enfin, que leur pronostic est sombre de par la gravité même de leurs causes déterminantes, mais non fatal, et que leur guérison, rare certainement, est néanmoins possible.

OBSERVATIONS

OBSERVATION I

*ypocondrie juvénile. — Arthritisme. — Alcoolisme. — Amé-
lioration. — Observation suivie pendant seize ans. — Début
de la maladie à l'âge de seize ans.*

X..., cultivateur, fils unique d'un père un peu buveur et d'une
mère un peu impressionnable, a été élevé avec de très grands
soins par ses parents qui le choyaient et le ménageaient. Cependant il a passé plusieurs années dans un collège comme interne
sans y avoir été trop souvent à l'infirmerie. A l'âge de seize ans,
pendant la convalescence de sa mère, qui avait été atteinte d'une
fièvre typhoïde, il déclara tout d'un coup qu'il devait avoir une
angine de poitrine et se fit ausculter par deux médecins. Il avait
lu un ouvrage de médecine populaire, et la description de la
maladie l'avait frappé. Il parut convaincu quand les médecins lui
eurent dit qu'il n'avait rien ; mais, pendant un an ou deux, il
vint à plusieurs reprises se faire ausculter. Il partit au service
militaire, après avoir essayé vainement de se faire réformer. Au
régiment, il eut de l'herpès preputialis, et fit à ce propos plusieurs séjours à l'infirmerie ; il réussit même à obtenir un congé
de convalescence. L'herpès avait été, du reste, rebelle et inquié-
tait le médecin-major. Pendant son congé, il voulut absolument
suivre un traitement anti-syphilitique. Rentré au corps, il revint
à l'infirmerie pour de nouvelles poussées, et finit par se faire
mettre en congé renouvelable. Rentré chez lui, à chaque poussée d'herpès, il repassa par des périodes de préoccupations

hypocondriaques, puis se mit à boire et à jouer. Des troubles d'estomac consécutifs le rendirent, à plusieurs reprises, très inquiet. Il cessait alors sa vie de café, guérissait, recommençait et retombait malade. Enfin, il sembla s'être rangé définitivement et être convaincu que sa maladie d'estomac n'avait rien de grave. Les troubles gastriques disparurent d'ailleurs, mais en même temps apparurent des poussées d'eczéma et de nouvelles éruptions d'herpès. Comme le malade voyait approcher la trentaine et qu'il avait envie de se marier, il passa quelques années terribles, se croyant, à tour de rôle, syphilitique ou tuberculeux. Cette inquiétude le fit maigrir beaucoup; mais heureusement il cessa complètement ses habitudes alcooliques; puis, sous l'influence de cette abstention tout s'amenda; il reprit confiance en lui, engraissa, se mit au travail très activement, s'intéressa à diverses entreprises agricoles, et finalement se sentit assez bien pour se marier.

Quelques jours avant son mariage de nouvelles inquiétudes le reprirent, mais il eut assez de force pour se contenir, ne perdit pas le bénéfice acquis et se maria dans de bonnes conditions.

Depuis son mariage il va psychiquement bien; il a eu cependent une poussée d'eczéma du ventre très intense qui n'a cédé qu'à un traitement arsenical prolongé et il a supporté cette véritable épreuve avec une très grande force et une énergie remarquable.

C'est aujourd'hui un homme qui joue un rôle sérieux dans son pays.

OBSERVATION II
(Service de M. le professeur Pierret.)

Hypocondrie. — Morphinomanie. — Mort par tuberculose généralisée. — Observée pendant deux ans. — Début de la maladie à vingt-sept ans.

J..., Marie-Rosalie, vingt-neuf ans, domestique, célibataire, illettrée, entre à l'Asile de Bron le 31 juillet 1890.

Cette malade vient de l'Hôtel-Dieu de Lyon, où elle est entrée, à plusieurs reprises, depuis trois ans environ pour des douleurs lombo-abdominales qui la faisaient horriblement souffrir. Elle n'a plus ses règles, depuis quatre ans. On l'a traitée par la suspension et par les injections de morphine, dont elle prend trois centigrammes par jour, depuis deux ans.

A l'entrée, la langue est blanche, couverte d'une forte couche d'enduit saburral. Le foie paraît petit, le rein gauche est un peu douloureux, la colonne vertébrale est douloureuse dans toute sa hauteur, à la pression ; l'hypocondre droit est douloureux. La malade ne peut supporter aucun aliment et a des envies continuelles de vomir ; elle est constipée et aller à la selle lui donne des douleurs intolérables. Les douleurs ont commencé par l'estomac ; elle rejetait tout ce qu'elle prenait, et, après l'ingestion des aliments, elle ressentait au creux épigastrique une violente brûlure.

Le flanc gauche porte des traces de pointes de feu.

En présence des douleurs intolérables, que dit ressentir la malade, on lui rend de la morphine, dont on arrive à réduire la dose à un centigramme par jour, mais on ne peut faire la suppression complète, car, dès qu'on cesse le médicament, la malade accuse des douleurs violentes toujours dans la région abdominale, mais sans localisation précise ; elle se tord sur son lit, se lève en chemise, se jette à terre en se tenant les flancs à deux mains et criant : « ce n'est pas tenable ».

Au cours de l'observation, elle présente de temps à autre des vomissements tantôt verdâtres, tantôt sanguinolents.

En septembre 1890, il y a une diarrhée intense, avec élévation de la température. En 1891, des vomissements de sang tantôt noir, tantôt rutilant ; la malade prétend que ces vomissements reviennent à l'époque où devaient avoir lieu les règles. Celles-ci se montrent une fois le 29 septembre 1891 et coïncident avec une recrudescence de douleurs à la région lombaire et le long de la colonne dorsale, tout autour de la ceinture et surtout à l'épigastre.

Des signes de tuberculose pulmonaire apparaissent et l'évolution de la phtisie amène la mort de la malade le 6 juillet 1892.

L'autopsie montre une tuberculose pulmonaire siégeant dans les deux poumons, plus avancée au poumon gauche qui contient de nombreuses cavernes du volume d'une noisette. On constate également des lésions de tuberculose péritonéale et intestinale. Il n'existe aucune ulcération stomacale. Le cœur est petit, décoloré, se déchire facilement. Un peu de liquide louche dans le péricarde. Au cerveau, quelques hémorragies sous-méningées, dans les deux hémisphères, vers le bord supérieur.

OBSERVATION III

(Service de M. le professeur Pierret).

Délire hypocondriaque lié à une maladie de cœur chez une prédisposée. — Mort par congestion pulmonaire. — Observée pendant neuf ans. — Début de la maladie à vingt-six ans.

B... Caroline, vingt-six ans, sans profession, célibataire, sachant lire et écrire, entre à l'Asile de Bron le 20 mars 1890.

Antécédents héréditaires. — Le père de la malade était un excité maniaque, peu intelligent. La mère est morte à la ménopause.

Antécédents personnels. — Les règles de la malade ont manqué depuis deux mois. Depuis quatre à cinq jours, elle manifeste des idées de suicide, et se croit en butte aux persécutions de tout le monde. Faiblesse intellectuelle.

Ces idées disparaissent assez rapidement et la malade sort, réclamée par sa famille, le 13 mai 1890.

Elle revient à l'asile le 4 juin 1892. On constate des conceptions hypocondriaques avec constipation et mal de tête. La langue est blanche, l'appétit diminué.

Au cœur, dédoublement du premier bruit. Le deuxième bruit est bien frappé; pas de souffle; pas d'irrégularités de battement, pas d'hypertrophie notable; le pouls est régulier, petit, tendu.

Une sortie est de nouveau tentée le 11 juin, mais il faut

ramener la malade le 28, à cause d'un accès d'excitation. Elle est toujours mal réglée et a des épistaxis supplémentaires.

Cette fois elle reste à l'Asile jusqu'au 17 février 1893, elle sort améliorée, et n'y rentre que le 6 février 1897.

L'état du cœur s'est aggravé, on constate des palpitations très fréquentes, il y a de l'essoufflement à la suite des efforts. Le dédoublement du premier bruit est perceptible à la palpation et à l'auscultation. Frémissement systolique.

La malade se plaint de maux de tête très violents, siégeant au niveau des régions frontales et pariétales, continuels, mais augmentant d'intensité quand la malade ne va pas bien à la selle. Elle se plaint de picotements dans les paupières, d'amblyopie surtout vespérale. Pas de signes objectifs

Elle ressent des brûlures au niveau de la région épigastrique et de la région abdominale ; il y a de la constipation et des douleurs pendant l'expulsion des matières constituées par des scybales dures. Elle n'a pas de forces, est très vite fatiguée. Les réflexes rotuliens sont exagérés des deux côtés ; les mains tremblent un peu ; elle a des crampes et des fourmillements au bout des doigts. Les urines sont claires. Pas d'albumine ni de sucre. Les règles, rares habituellement, ont apparu pour la dernière fois le 24 décembre 1896.

Rien aux poumons ni à l'auscultation, ni à la percussion.

Elle raconte que des gens chez qui elle va faire des commissions lui font des attouchements manuels. On l'a rendue ainsi enceinte. La malade fonde sa croyance à une grossesse sur la disparition de ses règles, mais elle dit qu'elle n'a pas eu de relations avec un homme. Elle ne voyait pas les gens qui l'ont rendue enceinte par attouchements.

Les troubles cardiaques vont en progressant. L'état mental reste stationnaire, et la malade meurt de congestion pulmonaire le 18 décembre 1899.

OBSERVATION IV

*Délire hypocondriaque à marche rapide chez un héréditaire. —
Mort par suicide. — Observé pendant huit jours. —
Apparition de la maladie à quarante ans.*

M. X..., quarante-quatre ans, officier, appartenant à une
famille dans laquelle le côté maternel a présenté des tares vésa-
niques graves (mère aliénée). Le père, homme de très haute
valeur, est mort d'une maladie de la moëlle. Le malade est fils
posthume. Un de ses frères est un *minus habens*, qui se range
parmi les poètes décadents; un autre frère a des tics.

Cet homme, très distingué lui-même, ayant fait des études
supérieures, devient hypocondriaque vers la quarantaine, et il
faut l'interner rapidement parce qu'il se croit atteint d'une
affection grave du système nerveux entraînant la paralysie des
membres et qu'il veut se tuer. Dès les premiers jours de son
entrée, il parvient à déjouer la surveillance, s'évade, et on le
retrouve, sept jours après, noyé.

OBSERVATION V

*Délire hypocondriaque chez un héréditaire. — Syphilophobie.
— Mort par suicide. — Observation suivie sept ans. —
Début de la maladie à trente-huit ans.*

M. V..., quarante-quatre ans, ancien militaire, compte
quelques aliénés dans sa famille maternelle. Une tante maternelle a présenté an accès aigu guéri, un cousin de la grand'-
mère maternelle a été également aliéné.

Le malade, de bonne santé habituelle, et d'un caractère gai,
se marie à trente-sept ans. Dix mois après son mariage, un
accident (chute de cheval) l'amène à donner sa démission de

l'armée. A partir de ce moment il devient triste, découragé ;
puis apparaissent des préoccupations syphilophobiques qui
prennent des proportions de plus en plus inquiétantes et font
naître des idées de suicide. Le malade est interné sept ans après
l'apparition des premières idées hypocondriaques. Il est alors
en pleine anxiété, très préoccupé de sa santé, persuadé de son
immobilité. Sous l'influeuce de l'isolement et du traitement, il
s'améliore en quelques mois suffisamment pour qu'on essaye
une sortie, et au cours d'un voyage, il échappe à la surveillance et se fait écraser par un train sous lequel il s'était jeté.

OBSERVATION VI

*Délire hypocondriaque. — Pas de démence. — Trois années
d'alitement. — Mort par marasme. — Observée pendant
cinq ans. — Début de la maladie à trente-neuf ans.*

N..., Marie, trente-neuf ans.

Antécédents héréditaires. — Pas d'aliénés parmi les ascen-
dants, mais plusieurs goutteux.

Antécédents personnels. — La malade est une femme
d'une intelligence au-dessus de la moyenne : elle a toujours
été émotive et disposée à l'hypocondrie. Bien réglée. A eu deux
enfants venus à terme et vivants actuellement. Quelques accès
de goutte.

Il y a trois mois, elle se plaignit de douleurs dans le ventre;
on croyait à une névralgie, mais elle se mit à se plaindre de
tout le monde, à pincer les domestiques, à se gratter les mains
et les jambes au point de provoquer des écorchures. On lui
conseille un traitement à Bouqueyron qu'elle refuse de suivre,
disant qu'elle est indemne au point de vue psychique, que les
douches s'adressent aux aliénés. Elle prétend être atteinte d'une
maladie de l'utérus : « Le col est retourné en arrière, dit-elle,
et comprime l'intestin de sorte que les matières fécales ne

peuvent passer ». Un examen de spécialiste ne fait rien constater d'anormal.

La malade entre dans une maison de santé. Elle y est traitée par l'opium à doses progressives, et des bains prolongés. Aucune modification n'étant survenue, elle sort de l'établissement et passe dans un autre.

Là nous constatons l'intégrité de la mémoire et de la volonté. La sensibilité générale et spéciale est normale. Insomnie. Constipation. Anorexie. Rien au cœur ni aux poumons. Aux urines : phosphates. Pas d'albumine ni de sucre.

La malade est triste ; elle se dit atteinte d'une maladie incurable et s'en désole : elle a une maladie de la matrice et une paralysie de l'intestin, elle sent une tumeur dans la région anale dont l'examen direct ne permet pas de constater l'existence.

Elle se plaint de tout le monde, n'est bien nulle part. Elle est dépourvue de tout, et tout en se plaignant, manifeste parfois la crainte qu'on ne veuille pas la garder.

Elle se frotte les membres, se pince, s'écorche. Elle frappe les gens qui s'approchent d'elle, les pince, les taquine. Elle furette partout, regarde ses interlocuteurs dans le blanc des yeux, paraît avoir quelques idées de persécution, est d'une extrême défiance.

Soumise à un traitement hydrothérapique (douches tièdes), la malade cherche tous les prétextes pour s'y soustraire.

Elle passe ainsi deux années, gardant un caractère malicieux, faisant des niches, tâchant de mettre le personnel en faute. Une fois, elle absorbe vingt grammes de laudanum et garde de l'emphorie pendant les quinze jours suivants.

Puis, petit à petit, elle est restée enfermée dans sa chambre et n'a plus voulu voir aucun des siens, n'acceptant que son infirmière à laquelle elle continue néanmoins à faire des farces et qu'elle pince quand elle peut la surprendre. Elle tend à rester au lit de plus en plus longtemps, et finit par n'en plus vouloir sortir, se plaignant de ne pouvoir se tenir debout et de souffrir beaucoup des reins. Elle éprouve du plaisir à tripoter ses excréments, elle en fait des boulettes qu'on retrouve dans tous les coins de sa chambre. Quand on vient la voir, elle se cache la tête sous ses draps.

Enfin elle devient gâteuse. Des escarres apparaissent aux fesses, aux bras, aux jambes et aux genoux. Mais, pendant toute cette période elle reste dans le même état mental. La mémoire est conservée, les réponses précises ; elle est toujours malicieuse et méchante.

Elle meurt, la cinquième année, de marasme.

OBSERVATION VII

Hypocondrie. — Terminaison par démence complète. — État datant de vingt-huit années. — Débuts vers cinquante ans.

Mme B..., âgée actuellement de soixante-dix-huit ans, mariée. Hérédité vésanique grave. Aliénés dans les deux branches.

La malade a été une femme de tête, un peu virago, ne craignant pas les bons repas et le reste. Elle a eu trois maris. Deux sont morts usés, le troisième, de dix ans moins âgé qu'elle, est complètement épuisé. La malade a eu sept enfants. La fille aînée est hystérique, la deuxième et la troisième étaient des déséquilibrées. Tous ces enfants ont été mal élevés et ont eu des aventures.

Vers cinquante ans, la malade présente du délire hypocondriaque. Elle a mal partout, a toujours peur de mourir, se fait examiner sans cesse au point de vue du cancer, croit avoir une tumeur au gosier, fait sentir son os hyoïde qu'elle prend pour un côté de sa tumeur.

Cet état se maintient sans amélioration, ni aucune tendance au négativisme. La démence fait des progrès. La malade devient gâteuse et est actuellement en démence complète.

OBSERVATION VIII

(Service de M. le professeur Pierret.)

Délire hypocondriaque tardif. — Mélancolie. — Idées de suicide, puis idées hypocondriaques stéréotypées. — Mort par occlusion intestinale. — Observée neuf ans. — Débuts à cinquante-quatre ans.

C..., Marie-Clémentine, femme B..., boulangère, cinquante-quatre ans, mariée, sachant lire et écrire, entre à l'asile de Bron le 21 mai 1882.

Antécédents héréditaires. — Le père de la malade est mort de maladie inconnue ; il était devenu aveugle sept ans avant sa mort. La mère est morte à l'époque de la ménopause.

La malade a eu trois frères et une sœur. Cette dernière est morte en couches, un des frères est mort à la suite de la guerre de 1870, deux autres frères sont vivants.

Antécédents personnels. — Réglée à quinze ans et demi, toujours régulièrement. Actuellement les règles ont disparu depuis longtemps.

Fièvre typhoïde à vingt ans.

Est sujette depuis longtemps à des vertiges; voyait, autrefois, les objets tourner autour d'elle ; actuellement, le soir surtout, voit un brouillard, une tête qui monte et descend ; elle sent alors « un coup sur la tête, un coup violent » et verse sur ses compagnes », d'autres fois, a le temps de s'accrocher à une table, à un banc. Ces vertiges durent très peu de temps ; elle n'en prend pas tous les jours.

Pendant une certaine période de temps qu'elle ne peut préciser, mais avant son entrée à l'asile, elle a souffert énormément de maux de tête ; le siège de la douleur était frontal; elle croyait avoir une pierre dans la partie antérieure de la tête.

Elle avait perdu l'appétit ou plutôt elle ne pouvait pas manger : « J'avais faim, dit-elle, pourtant; mais c'était le diable qui me tourmentait. » Elle croyait qu'on allait tout saisir chez elle, tout vendre ; elle avait des impulsions au suicide et disait qu'elle voulait se noyer : « Empêche-moi, disait-elle à son mari, garde-moi bien malgré moi, je vais faire quelque coup. »

Elle aurait, un jour, échappé à la surveillance et se serait jetée par la fenêtre.

Insomnies pénibles.

A l'entrée : Souffre toujours de la tête : « Je ne sais pas ce que j'ai là-dedans ; il faudrait ouvrir ma tête pour savoir ce que c'est ». On lui demande si elle veut qu'on fasse passer ses maux de tête, et elle répond : « C'est inutile, c'est impossible, que voulez-vous me faire ? Tous les médecins de la terre seraient bien là qu'ils ne pourraient pas me les faire passer. »

Ne dort pas. Dès qu'elle se couche, elle s'assoupit, mais elle est bientôt assaillie par des rêves pénibles qui la reportent dans son ménage et lui remettent, devant les yeux, toutes les choses pénibles d'autrefois : « Je ne sais pas comment je suis, je ne peux pas le faire comprendre ». Ces rêves pénibles ne la laissent pas dormir longtemps, elle se réveille et le reste de la nuit s'achève sans sommeil.

Elle n'a pas d'appétit : « Je mange parce qu'on me force à manger ; je n'ai aucun besoin de nourriture ; je pourrais vivre sans aliments pendant cent mille ans. Je suis pire qu'éternelle. C'est triste de toujours vivre quand on est toujours tourmentée. J'ai eu un commencement, mais je n'aurai point de fin. Je serais dans la terre que je ne mourrais pas. »

Rien au cœur.

Rien aux poumons.

Rien à signaler du côté somatique, sauf une déviation des doigts de pied qui gêne la marche. Les pieds sont froids et violacés. La malade a toujours peur de tomber.

Quatre jours après l'entrée, la malade ayant refusé de manger, on la nourrit à la sonde. La malade prétend que l'ouverture normale de l'œsophage s'était obstruée et qu'il s'était créé un nouveau canal destiné à conduire les aliments dans une poche située dans la région de l'épaule gauche. Ce travail s'est révélé

par une douleur épouvantable. La sonde s'engagea dans le conduit artificiel et ne fit que l'augmenter.

A partir de cette époque, la malade reste persuadée de l'existence de sa poche artificielle, et rien ne peut la convaincre du
contraire. Tous les aliments solides vont dans cette poche ;
seules, quelques boissons tombent dans l'estomac. Il n'y a pas
de constipation.

En 1889, on constate l'apparition d'une cataracte double, plus
avancée à droite.

En octobre 1891, la malade refuse de nouveau de manger. Le
ventre est très douloureux à la pression ; la douleur est mal localisée ; on constate dans la région inguinale gauche une tumeur
oblongue, à grand axe transversal, dure, de la consistance d'un
ganglion induré. Les selles renferment une assez grande quantité
de sang. Il y a un peu d'albumine dans les urines. Puis sur-
viennent des vomissements alimentaires et quelques vomissements fécaloïdes, et la malade meurt le 25 octobre par occlusion
intestinale.

OBSERVATION IX

(Service de M. le professeur Pierret).

*Délire hypocondriaque tardif. — Syphilis. — Marche pro-
gressive. — Idées de négation. — Pas d'idées de suicide.
— Mort par ramollissement cérébral. — Autopsie. —
Observée pendant quinze ans. — Début de la maladie à
cinquante-six ans.*

G... Geneviève, cinquante-six ans, ménagère, célibataire,
illettrée, entre à l'Asile de Bron le 19 août 1884.

Antécédents héréditaires. — La mère de la malade est morte
en démence sénile.

Antécédents personnels. — Dans sa jeunesse la malade a
toujours été bien portante. A dix-huit ans, elle a été l'objet de
manœuvres d'avortement qui ont échoué ; l'enfant est venu à

terme, mais n'a pas vécu. A une époque mal déterminée, vers vingt-six ans, elle fut soignée à la consultation de l'Antiquaille (service des vénériennes); elle perdit une partie de ses cheveux; et, depuis ce moment, s'est plainte de violents maux de tête; elle eut aussi des plaques aux cuisses et aux jambes, qui ont laissé des cicatrices jaunâtres. La malade en a remarqué à la paume de la main.

Il y a quinze mois œdème de la jambe. C'est à cette époque qu'on a remarqué des changements dans son caractère. Violents maux de tête. Insomnie complète. Constipation. La malade mange avec voracité; la digestion est facile. Urines normales. Apparition de quelques idées de persécution : des voisins auraient voulu lui faire du mal, on l'aurait frappée de coups de couteau. Ces idées ne sont pas très nettes; néanmoins, sous leur influence, la malade tente de mettre le feu dans la maison qu'elle habite et on doit l'interner.

A l'entrée : Réflexe rotulien conservé. Pas de strabisme, pas d'anesthésie. Se plaint de la tête. Constipation habituelle. Dit avoir toujours été malade depuis sa couche. Ne sent pas digérer son manger.

14 novembre 1884. — Va beaucoup mieux, ne se plaint plus de maladie et l'avoue. Dort bien. Va difficilement à la selle. Encore quelques préoccupations hypocondriaques.

22 janvier 1885. — Se plaint à nouveau de grands maux de tête. Ces maux de tête seraient consécutifs à un coup de couteau qu'un amant malheureux lui aurait donné. Constipation opiniâtre. Ne dort pas la nuit, ne fait que plaindre. Sa vue a beaucoup baissé depuis qu'elle est ici. Elle voit constamment des moucherons du côté gauche.

31 janvier. — Parle toujours de son coup de couteau. A eu « un examen » sur l'estomac. Troubles de la vue. Troubles de la mémoire. Préoccupations hypocondriaques très vives. Plaintes continuelles : « il y a des moments qu'il me vient une fièvre dans les mains qui me brûlent. J'ai une eau qui monte et qui descend. »

A cette époque la malade écrit la lettre suivante :

« Monsieur le Docteur, je vous écris où je souffre. Je souffre continuellement de la tête, j'éprouve des lancées, quand je mange. Je ne sens pas mon manger digérer. Par moment, quelque chose qui me monte au gosier pique. Ça m'a piqué des deux côtés, le côté gauche beaucoup plus fatigué. Grande transpiration dans les reins qui occasionne une fièvre tout le temps. Je plains de l'estomac, j'ai une grosseur à l'anus. Les intestins ne fonctionnent pas. J'ai reçu plusieurs coups à la tête du côté gauche et j'ai la vue qui baisse beaucoup. Par moments j'ai de l'eau qui me monte à la bouche, par moments la bouche sèche. M. le Docteur, il y a vingt-cinq ans que j'ai eu la syphiis et je me sais fait traiter par M. Gailleton, à l'Antiquaille. Je suis allée me faire visiter et l'on m'a cautérisée et depuis je souffre. Voilà quinze mois j'ai eu une grosseur dans la bouche, je ne dors pas la nuit ni le jour. J'ai eu de grandes révolutions et je me trouve indisposée. »

1ᵉʳ février 1888. — On constate de l'inégalité pupillaire. La pupille droite est plus dilatée que la gauche.

Elle dit qu'elle sent perpétuellement « tac-tac » dans la tête. Elle resterait tout un été, tout un hiver sans manger. Elle n'a jamais d'appétit. Toujours constipée.

15 mai 1889. — Appétit bon. Dort bien, mais se plaint avec une grande insistance de ne pas dormir, de souffrir beaucoup de la tête, se tourmente beaucoup d'un amaigrissement réel, quoiqu'il lui reste un notable embonpoint. Anesthésie pharyngée.

17 juin 1889. — Préoccupations hypocondriaques très accentuées. Elle recherche constamment sur elle-même des sujets à interpréter dans le sens de ses préoccupations ; elle est surtout inquiète de son côté gauche ; elle a remarqué de ce côté un certain nombre d'anomalies veineuses, son anesthésie du pharynx la préoccupe beaucoup, ainsi qu'une sensation particulière dans la joue droite : elle sent de l'eau qui circule dans cette joue. Toujours constipée. Lavements fréquents.

20 août 1889. — Inégalité pupillaire. La pupille gauche est beaucoup plus petite que la droite. La malade se plaint de voir voler des moucherons devant l'œil gauche. Névralgie sous-orbi-

taire liée vraisemblablement à l'altération de deux dents cariées. Pas de douleurs sous-orbitaires. Les pupilles des deux yeux sont normales. La rétine est un peu plus vascularisée.

24 octobre. — La malade se plaignant de pertes blanches, l'examen vaginal montre le col gros, boursouflé, laissant un orifice rouge vif, sanguinolent. Rien aux culs-de-sac.

A partir de cette époque jusqu'en 1892, il se manifeste avec des alternatives de recrudescence une accalmie notable dans ses idées hypocondriaques. Elle reprend une allure de santé, elle s'occupe aux travaux domestiques, alors qu'auparavant elle ne voulait rien faire, disant qu'elle travaillerait bien, mais que les forces lui manquaient.

Elle se plaint toujours, en interprétant dans le sens de maladies les diverses sensations qu'elle éprouve, mais ces plaintes ne se manifestent que lorsqu'on lui parle depuis quelques minutes, tandis qu'auparavant elle courait après les médecins pour leur exposer toutes ses souffrances. On voit clairement que l'habitude hypocondriaque persiste, mais les idées n'ont plus autant de force.

En juillet 1892, légère hémiplégie gauche ; le facial inférieur gauche, du même côté, est intéressé (légère parésie). La parole est un peu gênée, la langue est embarrassée, un peu comme dans la paralysie labio-glosso-laryngée, mais d'une façon beaucoup moins nette. La malade pleure dès qu'on l'interroge. Réflexes rotuliens normaux. Hémianesthésie gauche. Réflexe plantaire conservé à gauche. Pas de troubles de sensibilité à la face.

Tous ces phénomènes s'amendent peu à peu. La malade reprend son état primitif. En 1896, tous les troubles moteurs et sensitifs ont disparu. A cette époque apparaissent des idées de négation. La malade se plaint de n'avoir plus de chevilles, son tube digestif est insensible : « Je ne sens plus quand je mange, ni quand je vais du ventre ». Un peu d'incontinence d'urine.

La malade s'affaiblit progressivement, présente quelques ictus et meurt dans le marasme le 10 mars 1899.

Autopsie le 11 mars 1899 (par M. Jacquin).

Au poumon gauche : infarctus hémorragique dans le lobe inférieur. Aux deux poumons : emphysème et atélectasie. Un peu
d'anthracose. Pas d'adhérences. Athérome et rétrécissement de
l'aorte. Induration athéromateuse avec épaississement de la tri-
cuspide. Rien au péricarde. Rate grosse. Foie gros, congestionné.
Intestin : Coprostase rectale et colique jusqu'au cæcum qui est
dilaté. Reins : Néphrite kystique ; kystes multiples disséminés
dans les deux reins. Bassinets un peu dilatés. Vessie énorme à
parois amincies ; varices du col. Rien à l'utérus ni aux ovaires.

Cerveau : Athérome manifeste des artères basilaire et verté-
brales. La calotte cranienne est peu épaisse. Pas d'adhérences
méningées. Œdème cérébral assez marqué.

Poids total du cerveau : 1.110 grammes ; hémisphère droit :
490 ; hémisphère gauche : 480. Bulbes, protubérance et cervelet :
140 grammes. A l'inspection superficielle, ce qui frappe, c'est
l'irrégularité des circonvolutions cérébrales qui sont effacées par
places. A ces points correspondent, à la coupe, des foyers de
ramollissements anciens ou récents.

A l'hémisphère droit : un foyer de ramollissement récent siégeant sur toute la face externe du lobe occipital, et occupant
une grande partie de la substance blanche.

A la coupe : nombreux foyers de ramollissement anciens.

OBSERVATION X
(Service de M. le professeur Pierret.)

*Délire hypocondriaque sénile, après une première atteinte à
trente ans. — Observée cinq ans. — Idées de suicide. —
Idées de négation. — Mort par affection cardiaque avec
albuminurie. — Début de la maladie à soixante-deux ans.*

B..., Marie, femme V..., soixante-deux ans, sans profession,
mariée, sait lire et écrire.

Entre à l'asile le 19 juin 1887.

Cette malade a perdu une fille, morte il y a vingt-cinq ans, de

transport au cerveau. Cinq ans après, elle fit un séjour à l'asile
de l'Antiquaille. Il y a un an, elle reçut de nombreux coups dans
une bataille. Depuis trois mois elle a perdu le sommeil et a commencé à parler seule, puis s'est agitée et a cherché à se détruire,
disant qu'elle n'avait pas le corps d'une femme, que son corps
était absolument vide, qu'elle surnagerait si elle se jetait à l'eau,
qu'elle passerait une vie sans manger, qu'elle était inutile au
monde.

Depuis quatre jours, elle a disparu de chez elle et n'a pris
aucune nourriture ; on l'a retrouvée accroupie dans des rochers.

A l'entrée : la malade est très amaigrie ; l'estomac est très
dilaté ; on provoque le clapotement à deux doigts au-dessous de
l'ombilic.

Elle porte un goitre latéral double plus développé à droite
qu'à gauche. Elle tousse et a des accès d'oppression. Surdité.

Elle ne se sent ni son estomac ni son corps ; elle n'a de chaleur
que dans les pieds et les mains. Mutisme et refus d'aliments.

En octobre 1887, on semble constater une légère amélioration ;
la malade dit toujours qu'elle ne sent ni son estomac ni les aliments, mais que si elle peut vivre comme cela, elle pourra faire
son ouvrage.

Son mari la retire de l'Asile le 17 octobre.

L'amélioration dure à peine huit jours chez elle. Elle cherche
à s'enfuir pendant la nuit, et dès lors, ne s'occupe plus de son
ménage. Les idées de suicide reparaissent. Le 6 mars 1888, elle
cherche à se noyer et on la ramène à l'Asile.

Les idées délirantes sont les mêmes : elle n'a point de corps,
point d'estomac ; elle peut vivre sans manger ; elle n'a rien mangé
depuis cinq mois ; elle ne vit que par les yeux et par les quatre
membres. Elle a perdu son corps à la suite l'absorption d'un
verre d'arquebuse, après laquelle elle avait senti des sifflements
dans la tête. Il faut qu'on la jette à l'eau pour qu'elle guérisse.

On constate l'existence de troubles cardiaques. Il apparaît de
l'albuminurie. L'état s'aggrave progressivement et la malade
meurt le 16 novembre 1892. Les idées hypocondriaques ont per-
sisté jusqu'au dernier moment avec le même caractère.

OBSERVATION XI

(Observation V d'Obici, *loco citato*, pp. 3o1-3o3).

D... M..., femme de quarante-quatre ans, israélite mariée; hérédité grave; mère hystérique, père épileptique, frères à caractère extravagant.

Depuis la puberté (quatorze ans), D... M.., souffrit de violentes céphalées, surtout au moment des règles; elle n'eut jamais de maladies physiques graves, excepté une typhoïde à vingt ans. En 1879, à vingt-quatre ans D... M.., présenta ses premiers troubles psychiques : dépression, sensation d'angoisse, idées tristes et hypocondriaques. Elle croyait être gravement malade, indigne de l'affection de ses parents, incapable de travailler. Elle fut soignée dans sa famille, et guérit en six mois.

Quelques années après, à la suite d'un accouchement, D... M.., eut une maladie des organes génitaux, qui réveilla en elle les anciennes préoccupations hypocondriaques. Dès lors, la malade présenta une alternance ininterrompue d'états mélancoliques graves et d'améliorations, ces dernières devenant avec les années plus courtes et moins complètes.

Pendant les périodes de dépression, outre ses idées d'auto-accusation, d'indignité, et hypocondriaques, elle accomplissait aussi des actes étranges. Une fois, elle resta enfermée deux mois dans une chambre, et, pendant le jour restait toujours assise sur la même chaise, en attitude catatonique. Le médecin ayant réussi à lui faire faire un jour une promenade, elle voulut pendant plusieurs mois faire tous les jours le même trajet, qu'elle disait indispensable à sa santé. Dans une autre période pour guérir des troubles intestinaux qu'elle prétendait avoir elle recourut à des traitements étranges : en très peu de temps, elle prit 20 onces d'huile de ricin et s'appliqua à l'anus cent-vingt sangsues.

Les règles cessèrent à trente-huit ans. Elle eut à cette époque une période mélancolique plus grave que les autres fois, avec

des idées délirantes de changement et de destruction de ses
organes, des idées d'auto-accusation, avec inertie absolue. Elle
affirmait être la ruine de sa famille, et disait que mieux vaudrait
la mort.

Elle fit quelques tentatives de suicide.

Elle s'améliora encore cette fois, mais incomplètement, et il
lui resta beaucoup d'idées hypocondriaques. Elle avait beaucoup
vieilli, avait des rides, les cheveux presque complètement blancs,
les dents branlantes. Elle n'avait plus l'énergie de diriger ses
travaux domestiques, se perdait facilement dans ses comptes,
oubliait les ordres donnés, était sale, négligée dans sa tenue.
Elle resta dans cet état jusqu'à l'hiver de 1899, époque à laquelle
elle présenta à nouveau ses idées mélancoliques habituelles,
avec tendance plus marquée au suicide, état qui exigea pour la
première fois son internement, le 30 mars 1899.

Elle se tenait une grande partie de la journée dans son lit,
silencieuse, dans une attitude déprimée ; quelquefois elle pleurait
ou parlait toute seule à voix basse s'accusant de ne plus être
bonne à rien, d'avoir les intestins pourris, de ne pouvoir aller
du ventre, d'être perdue et morte. Toutefois, dans cette première période, elle ne se livra jamais à des manifestations trop
bruyantes, si bien que la famille voulut essayer de la reprendre.
Mais, peu de jours après, elle essaya d'échapper à la surveillance
pour courir se jeter dans un canal. Sauvée à temps, elle fut
ramenée à la Clinique et cette fois, en proie à une violente agitation motrice, à un grave état anxieux, à des idées délirantes
tristes, et à des hallucinations spécialement cœnesthésiques.

Elle criait que, pour elle, il n'y avait plus d'espoir, qu'elle était
couverte de coups, qu'elle n'avait plus d'intestins, ni de ventre,
que tout lui avait été enlevé, que la sœur, avec ses lavements, lui
avait fait tout sortir, qu'elle était un chien, un chat ; elle répétait
les cris de ces animaux, cherchait à se tuer de toutes les façons,
et parfois interrompait ce délire mélancolique type pour chanter
une chanson gaie, ou pour dire des choses insignifiantes ou
stupides. Cette période d'agitation dura seulement quelques
jours.

Elle redevint tranquille avec tendance à rester immobile à l'endroit où on la mettait; mais en même temps, l'affaiblissement intellectuel devenait plus évident. Elle devint gâteuse, même de jour, mangeant avec avidité, ou d'autres fois, refusant les aliments. Elle prononça des paroles incohérentes, émettant des idées délirantes très désorganisées, hypocondriaques et de négation, mais sans présenter la réaction douloureuse des premiers temps. La nuit surtout, elle parlait seule, se levait, mettant ses couvertures en désordre; elle ne sut plus s'habiller, ni faire le moindre travail domestique. Après un séjour de quelqués mois, pendant lesquels le tableau clinique de la démence resta invariable, la malade fut transférée dans un autre asile.

CONCLUSIONS

De la brève étude qui précède, nous croyons pouvoir tirer les conclusions ci-après :

Nous nous rallions à la doctrine proposée par Roy et acceptée par la plupart des auteurs, d'après laquelle il faut un état psychopathique et des lésions organiques pour créer l'état hypocondriaque, et nous précisons état hypocondriaque, car ce n'est là qu'un syndrome et non une entité clinique.

Puis, nous limitant à l'étude de ce syndrome, dans les mélancolies anxieuses, nous concluons des faits exposés, d'abord, que les idées de négation ne sont pas une résultante nécessaire du délire hypocondriaque, ensuite, que leur apparition est le signe de l'involution sénile ou bien de tares cérébrales profondes, enfin que leur pronostic est sombre, vu la gravité de leurs causes efficientes, mais non fatal et que leur guérison, quoique peu probable, est néanmoins possible.

INDEX BIBLIOGRAPHIQUE

I

FRANCE ET PAYS DE LANGUE FRANÇAISE

Première période.

Archambault, *Annales médico-psychologiques*, t. IV, p. 146, 1852.

Baillarger, *De l'état désigné sous le nom de stupidité*, 1843.
— La théorie de l'automatisme *(Ann. méd. psych.*, 1856).
— Note sur le délire hypocondriaque considéré comme symptôme et comme signe précurseur de la paralysie générale *(Ann. méd. psych.*, 1861).
— *Gaz. des hôpitaux*, p. 488, 1857.
— *Recherches sur les maladies mentales*, t. II, p. 4.
— *Gazette hebdomadaire*, 1858.
— *Appendice au traité de Griesinger*, 1869.
— Exemple de délire négatif dans un délire fébrile *(Ann. méd. psych.*, 1843).

Barras, *Traité sur les gastralgies et entéralgies, ou maladies nerveuses de l'estomac et des intestins*, Paris, 1820.

Bouchut, *Du Nervosisme*, 1877.

Brachet, *Hypocondrie*, p. 365, Paris, 1844.

Cerise, *Fonctions et maladies nerveuses*, Paris, 1842.

Dubois (d'Amiens), *Histoire philosophique de l'hypocondrie*, 1837.

***, *Encyclopédie des sciences religieuses*, article Juif-Errant.

Esquirol, *Démonomanie*.

Fabret (J.-P.), *Essai sur l'hypocondrie*, p. 390, Paris, 1822.

Fodéré, *Traité du délire*, t. I, p. 345.

Griesinger, *Traité des maladies mentales*.

Georget, *Dictionnaire de médecine* (en 3 vol.), t. XVI, p. 125, 1837.

Guislain, *Traité des phrénopathies*, 1835.

Lasègue, *Du délire des persécutions*, 1852.

Leuret, *Fragments psychologiques*, p. 121, 407 et suiv.
— *Traitement moral*, p. 274, 281.

Louyer-Villermay, *Recherches historiques et médicales sur l'hypocondrie*, p. 103, Paris, 1802.

Macario, *Ann. méd. psych.*, t. l.

Magnan, *De l'alcoolisme*, 1874.

Marcé, Note sur une forme de délire hypocondriaque consécutive aux dyspepsies et caractérisée principalement par le refus d'aliments *(Ann. méd. psych.*, 1860. Résumé in Marcé, *Traité pratique des maladies mentales*, Paris, 1862).

Materne, th. de Paris, 1869.

Michéa, Du délire hypocondriaque *(Ann. méd. psych.*, 1864).
— *Traité pratique dogmatique et critique de l'hypocondrie*, p. 396, Paris, 1845.

Moreau, Du délire hypocondriaque et de la paralysie générale *(Union médicale*, 1861).

Morel, *Etudes cliniques*, t. II, p. 37, 118.

Petit, *Archives cliniques*, p. 59.

Voisin, *Traité de la paralysie chez les aliénés*, 1879.

Deuxième période.

André, La dyspnée des neurasthéniques *(Rev. de neurologie*, 15 août, 1900).

Anglade, *Délires systématisés secondaires* (rapport au Congrès de Marseille, 1899).

Arnaud, Sur le délire des négations *(Annales méd. psych.*, novembre 1893).

Attanassio, Les mélancoliques *(Arch. de neurol.*, pp. 28, 50, 1899).

Aujaleu, *Contribution à l'étude des manifestations hypocon-driaques dans le cours de l'épilepsie* (th. Toulouse, 1901).

Baillarger, Des rapports du délire hypocondriaque et du délire ambitieux ; succession et coexistence de ces deux délires chez les mêmes malades *(Ann. méd. psych.,* 1887).

— *Recherches sur les maladies mentales*, Paris, 1890.

Bain, *Les Sens et l'Intelligence.*

Ball, *Leçons sur les maladies mentales*, Paris, 1890.

Ballet (G.), Traité de pathologie mentale, Paris, 1903.

— L'hypocondrie *(Revue générale de clinique et de théra-peutique*, pp. 257, 262, Paris, 1896.

— *Psychoses et affections nerveuses*, Paris, 1897.

Beaunis, *Les Sensations internes*, Paris, 1893.

Blocq, Sur un syndrome caractérisé par de la topoalgie, neuras-thénie monosymptomatique *(Gaz. hebd. de médecine,* pp. 256, 268, Paris, 1891).

— La neurasthénie et les neurasthéniques *(Gaz. des hôpi-taux,* 1891).

Boissier, *Essai sur la neurasthénie et la mélancolie dépressive considérées dans leurs rapports réciproques* (th. Paris, 1894).

Bouveret, *Neurasthénie*, p. 220, Paris, 1890.

Buck (de), L'origine périphérique des psychoses *(Bull. de la Société de médecine mentale de Belgique,* avril 1904).

— La psycholepsie de Janet et la théorie de Storch-Forster *(Journal de neurologie,* n° 9, 1904).

Camuset, Le Délire des négations. Sa valeur diagnostique et pronostique. Congrès français des aliénistes et neuro-logistes, 1892 (Cf. *Ann. méd. psych.*, n° 2, 1892).

Castin, *Un cas de délire hypocondriaque à forme évolutive* (Communicat. à la Société méd. psych., mai-juin 1900).

— *Valeur séméiologique des idées hypocondriaques* (Mé-moire couronné par la Soc. méd. psych. Prix Aubanel, 1902).

— *Le délire de Cotard n'est qu'un syndrome de Cotard* (Communicat. au Congrès des aliénistes de Grenoble, 1902).

CAZENEUVE, *La cellule sympathique normale et ses altérations dans la paralysie générale* (th. Bordeaux, 1904).

CHARPENTIER, Le délire monotone commun aux aliénés chroniques des asiles, ou délire d'emprunt *(Ann. méd. psych.*, 1898, pp. 307-312).

CHARCOT et BOUCHARD, *Traité de médecine.*

CHASLIN, La confusion mentale *(Ann. méd. psych.*, 1898).

CHATELAIN, *La folie de J.-J. Rousseau*, Paris, 1890, p. 110.

COOL (DE), *Contribution à l'étude du délire de négation* (th. Paris, 1893).

CONSTENSOUX, *La métamérie du système nerveux et les maladies de la moelle* (th. Paris, 1900).

COTARD, Du délire hypocondriaque dans une forme grave de la mélancolie anxieuse *(Ann. méd. psych.*, septembre 1880).

— Du délire des négations *(Arch. neurol.*, 1882).

— Perte de la vision mentale dans la mélancolie anxieuse *(Arch. neurol.*, 1884).

— Le délire d'énormité *(Ann. méd. psych.*, 1888).

— *De l'origine psycho-motrice du délire* (Congrès de médecine mentale, Paris, 1889).

— Article HYPOCONDRIE du *Dictionnaire de Dechambre.*

— *Maladies cérébrales et mentales*, Paris, p. 406, 1891).

COTARD (J.-F.),*Idées délirantes de négation* (th. Bordeaux, 1904).

CULLERRE, *Traité pratique des maladies mentales*, Paris, 1890.

DAGONET, Mélancolie anxieuse chronique avec délire systématisé de négation et dissolution de la personnalité *(Bull. de la Société de Médecine mentale de Belgique*, 1891).

— *Traité des maladies mentales*, Paris, 1894.

DENY, *Semaine médicale*, 1888.

DENY et Paul CAMUS, Sur une forme d'hypocondrie aberrante due à la perte de la conscience du corps *(Rev. neurol.*, n° 9, 15 mai 1905).

DUBALLEU, *Des troubles de la sensibilité cutanée en rapport avec les maladies des organes génitaux de la femme* (th. Bordeaux, 1901. — Analyse in *Rev. neurolog.*, n° 375, 1902).

Dubois (de Berne), *Le traitement moral des psychonévroses,* Paris, 1904).

Ducasse et Vigouroux, *Revue de psychiatrie,* février 1900.

Ducosté, Etats neurasthéniques et neurasthénie *(Progrès médical,* 23 août 1902).

Dumas, *Les états intellectuels dans la mélancolie* (th. Paris 1894).

Dumont dé Monteux, *Lettres névropathiques.*

Dupouy, *Les psychoses puerpérales et les processus d'auto-intoxication* (th. Paris, 1904. — Observations IX, XIV, XXXI).

Dupré et Lévi, *Revue neurologique,* n° 18, 30 septembre 1903.

Duval, Discussion sur les psychoses post-opératoires *(Bull. et Mémoires de la Société de chirurgie de Paris,* p. 304, 1898-XXIV).

Eceley, Rapports des troubles de la digestion avec la neurasthénie (Analyse in *Progrès médical,* 7 mars 1894).

Falret, De la mélancolie et de ses diverses variétés *(Ann. méd. psych.,* pp. 88-92, 1890).

— Etudes cliniques sur les maladies mentales et nerveuses, Paris, 1890.

Féré, Les troubles de l'intelligence (in *Traité de pathologie générale de Bouchard,* t. VI).

Fleury (M. de), *Les grands symptômes neurasthéniques,* p. 256, Paris, 1903.

Fouillet, th. Paris, 1902.

Foville, La mégalomanie ou lypémanie partielle avec prédominance du délire des grandeurs *(Ann. méd. psych.,* 1882).

Francotte, Observation pour servir à l'histoire du délire des négations *(Bull. de la Société de méd. ment. de Belgique,* 1894).

Gaddi, Les hyperalgésies réflexes d'origine gastro-intestinale *(Semaine médicale,* p. 412, 1899).

Gallipe, Obsessions dentaires *(Arch. neur.,* 1890).

Galvagni, *Semaine médicale,* 1899.

Garnier, Observations. Délire des négations *(Société méd. psych.,* 1900).

Gilles de la Tourette, *Les états neurasthéniques,* Paris, 1900.

Glorieux, Troubles des organes des sens dans la neurasthénie
(*La Polyclinique,* 15 mai 1896),

Gros, Chronique (in *Ann. méd. psych.*, 1883).

Guillain, Les hyperesthésies cutanées en rapport avec les affections viscérales. Etude critique et comparée des idées
de Henry Head. (*Revue de médecine,* p. 429, 10 mai
1901).

Guislain, *Leçons orales sur les phrénopathies,* 3me édition, 1880.

Gulbenkian, *Hallucinations du moignon, pathogénie et traitement* (th. Paris, 1902).

Guyesse, Argan était-il malade? (*Revue Bleue,* p. 147, 3 oct.
1903).

Heitz et Lortat-Jacob, *Comptes rendus Soc. de Neurol.*

Heitz, Du siège des anesthésies cutanées chez les tabétiques,
dans leurs relations avec les crises gastriques et intes-
nales (*Société de biologie,* 28 mars 1903).

Henry (J.), *Du délire des négations (syndrome de Cotard), dans
la paralysie générale* (th. Paris, 1896).

Huchard, Hypocondrie à forme amyotrophique (*Bullet. de la
Soc. méd, des Hôpitaux,* pp. 77-82, 1893).

M^le Kachperow, *Contribution à l'étude de la neurasthénie* (th.
Paris, 1897).

Kraft-Ebing, Vésanies transitoires des neurasthéniques (voir
Rev. de neurol., 30 avril 1895).

Joffroy, Troubles psychiques post-opératoires (*Presse médicale,*
1898).

Journiac, *Du délire hypocondriaque* (th. Paris, 1888).

Laignel-Lavastine, *Recherches sur le plexus solaire* (th. Paris,
p. 266, 1903).

Lalanne, Des états anxieux dans les maladies mentales (*Rapport
au Congrès de Grenoble,* XIIe session, vol. II. publié
par Bonnet, août 1892).

Lasègue, Du délire des persécutions, 1852 (*Etudes médicales et
cliniques,* t. I, p. 545, 1884).

Lauriot, *Recherches cliniques sur le délire des négations dans
la mélancolie,* 1894.

Legrand du Saulle, Les hypocondriaques, leurs préoccupations,
leurs conceptions délirantes et leurs actes insolites ou
criminels (*Gaz. Hôpitaux,* 1881).

Legrand du Saulle, *Délire de persécution* (chapitre sur les
    hypocondriaques).
— *Les hypocondriaques. Praticien*, pp. 553-557, Paris 1883.
Lentz (de Tournai), Des relations entre les psychoses, la dégéné-
    rescence mentale et la neurasthénie (Rapport au Con-
    grès international, Bruxelles, 1897, in *Revue neuro-
    logique*, 1897).
Léri, *Cécité et tabes* (th. Paris, 1903).
— Relations cliniques de la cécité avec le tabes et la para-
    lysie générale *(Journal de Neurologie*, 1904).
Levillain, *La neurasthénie, maladie de Beard*, 1891.
Luys, *Traité clinique et pratique des maladies mentales*, Paris,
    1881.
Mabille, Etude clinique sur quelques points de la lypémanie
    (*Ann. méd. psych.*, 1889).
Magnan, De la mélancolie et de ses diverses variétés(Discussion).
    (*Ann. méd.-psychol.*, pp. 88, 112, 281, 450, Paris, 1890)
— *Leçons cliniques sur les maladies mentales*, Paris, 1893
    et 1897.
— Des délires systématisés dans les diverses psychoses
    (Archives de Neurologie, 1894).
— *De la paralysie générale*, Paris, 1896.
— *Le délire chronique*, Paris.
Mairet, *De la démence mélancolique*, 1883.
Marchand, L'idée hypocondriaque (*Revue de Psychiatrie*, 1904).
Martin, *Etude sur l'état mental des neurasthéniques* (th. de
    Paris, 1898).
Mars, *Etude séméiologique du délire hypocondriaque* (th. de
    Paris, 1888).
Masoin, Observation pour servir à l'histoire des négations *(Ann.
    méd. psych.*, 1901).
Mathieu, *Neurasthénie*, 1894.
Moundrie, *Du délire hypocondriaque chez les épileptiques*
    (th. Paris, 1895).
Paris, Lypémanie chronique avec délire des négations *(Ann.
    méd psych.*, 1884).
— Lypémanie anxieuse avec délire des négations (*Congrès
    de Médecine mentale de la Rochelle*, 1893).
Peguillan, *Contribution à l'étude de la valeur séméiologique*

des idées de négation dans les maladies mentales (th. Toulouse, 1895).

Péridier, *Contribution à l'étude des formes dépressives de la paralysie générale* (th. Lyon, 1904).

Pichenot, Un cas de mélancolie anxieuse avec idées de négation *(Compte rendu du Congrès de Blois, 1893).*

Pick, Des zones de Head et de leur importance en psychiatrie *(Journ. de psychol. norm. et pathol.,* p. 102, mars-avril 1904.

Picqué, Varicocèle et obsession *(Progrès médical,* p 255, 15 avril 1905).

Pitres, Les troubles de la motilité dans la neurasthénie *(Bulletin médical,* 2 août 1892).

— Préoccupation hypocondriaque localisée sur la langue *(Tribune médicale,* pp. 476-498, 1887).

Prou, *Influence de l'estomac sur l'état mental et les fonctions psychiques* (th. Paris, 1903).

Rabaud, Les états pathologiques et les états tératologiques et Anormaux et dégénérés *(Rev. de Psychiatrie,* sept. 1903).

Raymond et P. Janet, *Obsessions et psychasthénie,* Paris, 1903.

Régis, *Diagnostic différentiel de la lypémanie hypocondriaque et de la paralysie générale progressive* (Congrès de médecine mentale de Paris, 1889).

— Note historique et clinique sur le délire des négations *(Gaz. médicale de Paris,* nos 6 et 7 1893).,

— Les neurasthénies psychiques *(Journal de médecine de Bordeaux,* 1861).

— *Précis de psychiatrie,* 3e édition, Paris, 1906.

Reyne, *Idées hypocondriaques simples (non délirantes),* thèse, Montpellier, 1903).

Richet, *Dictionnaire de physiologie,* t. II.

Rogues de Fursac, *Manuel de psychiatrie,* 2e édition, Paris, 1905.

Roubinowitch, *Les états mélancoliques et leur traitement,* 1900.

Roubinowitch et Toulouse, *La mélancolie,* Paris, 1897.

Roux, *Les lésions du système grand sympathique dans le tabès et leur rapport avec les troubles de la sensibilité viscérale* (thèse, Paris, 1900).

Roy, La préoccupation de la paralysie générale chez les syphili_
tiques *(Journ. de psychol. norm. et pathol.*, mai, juin,
p. 229, 1905).
— *De l'hypocondrie. Etude pathogénique et nosologique*
(Rapport au Congrès de médecine mentale, XVe session,
Rennes, 1905).
Saury, *De la mélancolie et de ses diverses variétés*, Paris, 1890,
p. 275, 280.
Séglas, Notes sur un cas de mélancolie anxieuse *(Arch. de
Neurol.*, 1884).
— Mélancolie anxieuse avec délire des négations *(Progrès
médical*, 1887, n° 46).
— Psychoses tardives, idées de négation chez le vieillard
(Progrès médical, 1888, n° 43).
— Séméiologie et pathogénie des idées de négation. *(Ann.
méd. psychol.*, 1889 *Comptes rendus du (Congrès de
Blois*, 1892).
— Un cas de vésanie. Délire des persécutions et mélancolie
anxieuse *(An. méd. psychol.*, 1888).
— *Leçons cliniques sur les maladies mentales et nerveuses*
(Salpêtrière, 1887-1894), recueillies et publiées par
H. Meige, Paris, 1895.
— *Le délire des négations*, Paris, 1897.
— Le délire des négations dans la mélancolie *(Journ. des
conn. médic.*, 1894).
— Les hallucinations et le dédoublement de la personnalité
dans la folie systématique *(An. méd. psych.*, 1894).
Séglas et Sourdille, Mélancolie anxieuse avec délire des néga-
tions *(Ann. méd. psych.*, 1893).
Serrigny, Considérations cliniques sur la parenté des névroses
et des psychoses *(Ann. méd. psych.*, 1898).
Sollier, *Guide pratique des maladies mentales*, Paris, 1893,
p. 296.
— *Séméiologie des maladies mentales*, p. 290.
— Un cas d'hypocondrie terminé par la mort *(Soc. méd.
psych.*, août 1901).
— *Les phénomènes d'autoscopie*, Paris, 1903.
Soukhanoff, Contribution à l'étude des anesthésies des organes

internes dans la paralysie générale *(Revue neurologique*, 3o avril 1904)

TASSAIN, *Valeur pronostique des idées hypocondriaques de négation dans quelques maladies mentales* (thèse Paris, 1902,
obs. IV et suivantes, p. 54).

TATY et CHAUMIER, *Évolution des états hypocondriaques* (Comm.
Congrès de Rennes, 1905).

TERMIER, *Contribution à l'étude de la chirurgie du sympathique
dans les névralgies et syndromes douloureux* (thèse
Lyon, 1900).

TOULOUSE, *Etudes cliniques sur la mélancolie chez la femme*,
Paris, 1891, p. 48.

— Le délire des négations, *Gaz. Hôpitaux*, 1893, p. 3o1).

— Note sur un cas de délire des négations *(An. méd.
psych.*, 1893).

— Délire des négations à apparition précoce chez une mélancolique *(Bull. de la Soc. de Méd. ment. de Belgique*, 1893).

TOULOUSE, VASCHIDE, PIÉRON, *Technique de psychologie expéri-
mentale*, Paris, 1904.

TRENEL, Notes sur les idées de négation *(Arch. Neur.*, 1898).

TRÉBOSC, *Idées hypocondriaques de négation* (thèse Montpellier, 1903).

TURQUET, *Dyspepsie et neurasthénie, ou de la neurasthénie
dyspepsique* (thèse Paris, 1899).

VALENTIN, Malades imaginaires *(Revue de psychologie*, Paris,
1900, octobre, novembre, décembre).

VALLON et MARIE, Le délire mélancolique *(Arch. Neur. Paris*,
p. 21, 1898.)

VASCHIDE et VURPAS, *La logique morbide*. I. L'analyse mentale,
Paris, 1903.

VAURIOT, *Recherches cliniques sur le délire des négations dans
la mélancolie* (thèse Paris, 1894).

VÉTAULT, *Du délire hypocondriaque dans certaines formes d'alié-
nation mentale*, Paris, 1886 (thèse doctorat).

VEUILLOT, *Neurasthénie et états neurasthéniques* (thèse, Paris,
1895).

VIGOUROUX et COLLET, L'hypocondrie et les lésions organiques latentes *(Société méd. psych.*, 29 mai 1905 et in *Arch. génér. de médecine*, juillet 1905).

VOISIN, *Leçons cliniques sur les maladies mentales et sur les maladies nerveuses*, Paris, 1883.

VOISIN et BURLUREAUX, *De la mélancolie dans ses rapports avec la paralysie générale*, Paris, 1880.

II

ALLEMAGNE ET PAYS DE LANGUE ALLEMANDE

Adam, *Hyperesthesie der Haut bei inneren Krankheiten.* Inaugural Dissertation, Berlin, 1897.

Boettiger, Ueber die Hypocondrie *(Arch. f. Psych.*, Bd. XXXI, Heft 1, und Heft 2, Berlin, 1898).

Brassert, Ueber secundäre Paranoja *(Allgem. Zeitschr. f. Psych.*, p. 772, 1896).

Cramer, Le nervosisme chez les étudiants *(Allgem. Zeitschr. f. Psych.*, 25 août 1903. Anal in *Journal de Psychologie*, p. 398, 1904).

Ehrlisch, *Münchener Centralblatt für Gynækologie*, 1er février 1902.

Endlicker, *De Hypocondria*, 1848.

Faber, Reflexhyperesthesie bei Verdanungskrankheiten *(Deutsch. Arch. f. klin. Medicin*, 1899).

Foerster, Ein Fall von elementärer allgemeiner Somatopsychose (Afunktion der Somatopsyche). Ein Beitrag zur Frage der Bedeutung der Somatopsyche für das Wahrnèmungsvermögen *(Monatschr. f. Psych. und Neurol.*, Bd. XIV, S. 180, 1903).

Haenel, Ueber Sensibilitatsstorungen bei visceralerkrankungen, speciell bei Magenkrankheiten. Versammlung mitteldeutscher Psychiater und Neurologen in Halle, octobre 1900 *(Neurol Centralblatt*, p. 1.136, 1900).

Haenel, *Münchener medic. Wochenschr.*, p. 14, 1901.

Jolly, *Hypocondrie v'Ziemssens Handbuch der speciellen Pathol. und Therapeut.*, Bd XII, Leipzig, 1877.

— Articles : Neurasthénie, et Hystérie Hypocondrie, in : *Ebstein-Schwalbe's Handbuch der praktischen Medicin*, Stuttgart, 1900.

KRAFFT-EBING, *Lehrbuch der Psychiatrie*, obs. II et VII.

MENDEL, Ueber secundäre Paranoja *(Gesell. f. Psych. und Nerven Sitzung*, 1883, et *Neur. Centralblatt.*, 1883, n° 5. Cf. *id.*, n° 13, 1883).

— Die Hypocondrie beim weiblichen Geschlecht, nach einem im Berliner Vereim für innere Medicin gehaltenen Vortrage *(Deutsche med. Wochenschr.*, n° 11, 1889).

MERCHLIN, Ueber Hypocondrie *(Saint-Pétersbourg. Med. W.*, 1892).

MIRABEAU, *Centralblatt f. Gynækol.*, 1er février, 1902.

NEISSER, Paranoja und Schwachsinn (*Allgem Zeitschr. f. Psychiatrie*, Bd LIII, 1896).

PETREN, Ueber die Verbreitung der Neurasthenie unter verschiedenen Bevölkerungsclassen *(Deutsch. Zeitschr. f. Nervenheilkunde*, 17, Heft, 5, 6).

SCHÜLE, *Klinische Psychiatrie* (traduction Dagonet-Duhamel), 1886.

STORCK, Versuch einer psycholophysiologischen Darstellund der Sinneswabruennugen unter Berücksichtigung ihrer muskularen Komponenten *(Monatschr. f. Psych. u. Neurol.*, Bd XI, S. 31, 1902).

TAUBE, *Ueber hypocondrische Verruckteit*, Dorpat, 1886.

WEBER, Hypocondrie und eingebildete Brauttheiten *(Für Azte und Caien geschildert*, Berlin 1887).

WERNICKE, Grundnis der Psychiatrie in klin, Vorlesungen. Theil I, 1894 (traduit in *Revue de Psychologie*, 1899-1900).

WESTPHALL, Ueber Zwangsvortellungen Vertrag vom, 5 Marz, 1877 *(Berliner klin. Wochenschr.*, n°s 46, 47, 1877).

WITKOVSKY, Zur klinische Psychiatrie *(Allg. Zeitsch. f. Psych.*, Bd XXXXII, 1886).

— Ueber den Schwachsinn *(Neur. Centralbl.*, 1886).

III

ANGLETERRE ET PAYS DE LANGUE ANGLAISE

Dercum, *Philadelphia med. Journ.*, 8 février 1902.

Foster (G. W.), *American Journal of Insanity*, janvier 1903.

Gamble (Cary B.), Troubles mentaux et affections viscérales *(Bullet. of the John Hopkins Hospital*, Baltimore, juillet-août, 1904).

Guthrie, On a Case of Psycho-œsthesy *(Brain*, Londres, pp. 107-113, 1891).

Head, Sur certains troubles mentaux qui accompagnent les affections viscérales *(Brain*, 1901).

Head et Nech, Sur les troubles de sensibilité, en particulier les douleurs des affections viscérales *(Brain*, 1894).

Hobbs, The Relation of Insanity to Pelvic and other Lesions *(An. J. obstetr.*, N.-Y., 1900, 41, 1-9, mars-avril-mai 1900).

Kisch, The Balneotherapy in the Hypocondry *(W. Gorther med. Press.*, pp. 101-104).

Savage, Hypocondriasis and Hypocondriacal Insanity *(Guy's Hosp. Rep.*, Londres, 4-175-196, 1883).

— Hypocondriasis and Melancholia *(Med. Press.*, Londres, 1891).

IV

ITALIE

Alessi, Contributo alla patogenesi del delirio ipocondriaco *(Clin. medic.*, pp. 275-279, Pise, 1894).

Angiolella, Sulla classificazione degli stati psicopatici *(Il Manicomio moderno*, An. XV, 1899).

Arnaud, La senescenza precoce nei melancolici *(Rivista di Pat. nerv. e ment*, août, 1899).

Bianchi, *Trattato di Psichiatria*, Napoli, 1900-05.

Cristiani, Delirio di negazione *(Nuova rivista di Psichiatria*, n°s 8, 9, 10, 1892).

— *Gazetta del Manicomio di Macerata*, n° 6, 1893.

Del Greco, Delirio e forme paranoiche in rapporto ad altri deliri e condizioni patogeniche *(Manicomio moderno*, An. XII, p. 22, 1896).

De Sanctis, Negativismo vesanico ed allucinazioni antagoniste *(Boll. della Societa Lancisiana degli Osped. di Roma*, An. XVI, 1896).

— Psicopatologia delle idee di negazione *(Il Manicomio*, 1900).

De Sanctis et Mattola, Primo contributo alla conoscenza della evoluzione dei deliri in rapporto specialmente agli indebolimenti psichici consecutivi *(Riv. di Psicol., Psich. et Neurop.*, fasc. 11-12, vol. II, 1898).

De Sanctis et Vespa, Contributo alla conoscenza del decorso delle psicosi e della evoluzione dei deliri in rapporto agli indebolimenti psichici secondari *(Riv. di Psicol., Psich. et Neurop.*, vol. III, 1899).

Ferrari, *Rivista di Biologia generale*, Côme, 1903.

Finzi, *Breve compendio di Psichiatria*, Hœpli, 1899.

Finzi et Vedrani, Contributo clinico alla dottrina della Demenza precoce *(Riv. Sper. di Fren.,* fascic. I, II, 1899).

Galante, *Annali di Neurologia,* an XVI, fascic. I, janvier 1898.

Giannelli, Sul delirio sistematizzato di negazione *(Riv. di Psicol., Psich. e Neurop.,* fasc. VI, 1897).

Morselli, *Note ed aggiunte alle « Psicosi » del Ballet,* Torino, 1898.

Obici, Sul cosi detto « Delirio di negazione » *(Riv. speriment. di Freniatria,* vol. XXVI, 1900).

Spoto Santangelo, Il delirio di negazione Contributo clinico allo studio della « Sindrome del Cotard » *(Il Pisani,* fasc. III, 1896).

Vedrani, Cfr. Polemica con Angiolella intorno alla classificazione degli stati psicopatici *(Bollett. del Man. di Ferrara,* 1898-99).

Venturi, *Le degenerazioni psico-sessuali,* Torino, 1893.

Comparetti, *Occursus medici de vaga ægritudine infirmitatis nervorum,* Venise, 1780.

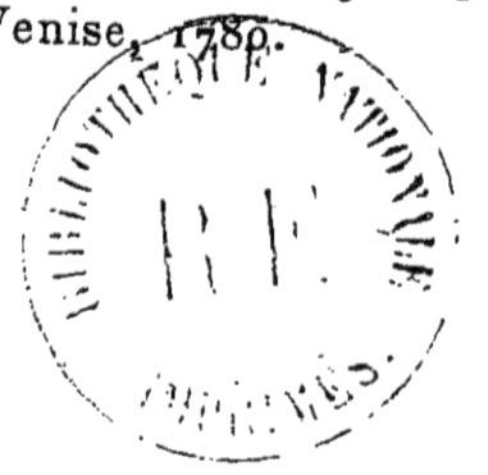

V

PAYS DIVERS

Joao Barreira, *O delirio de negaçoes*, Porto, 1892.

Magalhaês Lemos, Congrès international de Madrid, 1903. Communication sur le délire de Cotard.

Serbsky, Sur le délire des négations *(Med. obozr. mosk.*, XXXIX, 6; Analyse in *Arch. de Neurol.*, novembre, 1893).

TABLE DES MATIÈRES

Lyon. — Imprimerie A. REY, 4, rue Gentil. — 41575

www.ingramcontent.com/pod-product-compliance
Ingram Content Group UK Ltd.
Pitfield, Milton Keynes, MK11 3LW, UK
UKHW021748090726
13657UKWH00002B/997